Cillora Hicks

Um grupo de discussão para avaliar os níveis de stress percebidos pelos SRNAs

Cillora Hicks

Um grupo de discussão para avaliar os níveis de stress percebidos pelos SRNAs

Utilização de um grupo de discussão para avaliar os níveis de stress percebidos e os mecanismos de enfrentamento dos estudantes de enfermagem de anestesia

ScienciaScripts

Imprint
Any brand names and product names mentioned in this book are subject to trademark, brand or patent protection and are trademarks or registered trademarks of their respective holders. The use of brand names, product names, common names, trade names, product descriptions etc. even without a particular marking in this work is in no way to be construed to mean that such names may be regarded as unrestricted in respect of trademark and brand protection legislation and could thus be used by anyone.

Cover image: www.ingimage.com

This book is a translation from the original published under ISBN 978-3-659-85629-7.

Publisher:
Sciencia Scripts
is a trademark of
Dodo Books Indian Ocean Ltd. and OmniScriptum S.R.L publishing group

120 High Road, East Finchley, London, N2 9ED, United Kingdom
Str. Armeneasca 28/1, office 1, Chisinau MD-2012, Republic of Moldova, Europe
Managing Directors: Ieva Konstantinova, Victoria Ursu
info@omniscriptum.com

Printed at: see last page
ISBN: 978-620-8-57717-9

Índice:

RESUMO

UTILIZAÇÃO DE UM GRUPO DE DISCUSSÃO PARA AVALIAR A PERCEPÇÃO DO STRESS

NÍVEIS DE STRESS E OS MECANISMOS DE SOBREVIVÊNCIA DOS ESTUDANTES ENFERMEIROS ANESTESISTAS REGISTADOS

por Cillora Hicks

Todos os anos, milhares de estudantes de enfermagem anestesista registada (SRNA) ingressam num programa de formação de enfermeiros de anestesia, confrontados com desafios e factores de stress imprevistos. Embora uma certa quantidade de stress seja essencial para estimular a aprendizagem, o stress excessivo pode ter consequências terríveis, atrasando a progressão académica e clínica dos estudantes. O objetivo deste projeto de conclusão de curso foi explorar e descrever as percepções de 12 SRNAs relativamente aos seus níveis de stress e aos seus comportamentos de gestão do stress académico e pessoal. As questões de investigação clínica que orientaram o estudo examinaram os níveis de stress e os comportamentos de coping dos SRNAs, medidos pelos instrumentos Perceived Stress Survey (PSS) e Ways of Coping Questionnaire (WOCQ). Os dados foram analisados através da análise de conteúdo, identificando temas comuns que surgiram dos grupos de discussão. Os resultados do estudo indicaram claramente que a maioria (75%) dos SRNAs se considerava muito stressada. Os factores de stress académico identificados pelos participantes incluíam a gestão ineficaz do tempo, a carga de trabalho e a falta de comunicação. Os factores de stress pessoal reconhecidos pelos participantes incluíam tempo pessoal inadequado, relações familiares e problemas financeiros. Para promover uma atmosfera de aprendizagem no contexto académico e clínico, é necessário estabelecer mecanismos eficazes de gestão do stress.

DEDICAÇÃO

Dedico este projeto de conclusão de curso à minha família e aos meus amigos. Um sentimento especial de gratidão para com a minha falecida mãe, Lena Beth Hicks, cujas palavras de inspiração e ambição de grandeza continuam a soar nos meus ouvidos. Terá para sempre um lugar especial no meu coração. O meu pai, Amos Hicks Jr., agradeço-lhe por me ter incutido, desde tenra idade, compaixão, aspiração e, acima de tudo, amor. Dedico também este projeto às minhas irmãs Sheila Cheatham, Angela Strong e Precious Hicks, que têm sido uma fonte constante de apoio ao longo da minha vida. Agradeço ao meu irmão, Samuel Hicks, que tem sido o meu principal apoiante e cuja determinação inabalável para o sucesso me ensinou a trabalhar arduamente pelas coisas que ambiciono alcançar.

Agradeço à minha família alargada e aos meus amigos Michael Grace, Mary Grace, Sherita Moore, LaVonia Grace, LaKeitha Grace, LaKeith Grace, Sabria Grace, Astara Barker, Ruth e Jim Spillers, LaTonya Hardy, Grace Allen e Patsy Rhodes pelas orações e pelo encorajamento contínuo. Apreciarei sempre o apoio inabalável e o amor incondicional que me demonstraram ao longo de todo o processo de doutoramento. Por último, mas certamente não menos importante, agradeço ao meu pai celestial, Jesus Cristo, por guiar a minha vida para sítios onde nunca sonhei ir.

AGRADECIMENTOS

Gostaria de agradecer à presidente da minha comissão, a Dra. Rowena Elliott, pela sua inabalável paciência e orientação. Gostaria também de agradecer aos membros da minha comissão, a Dra. Bonnie Harbaugh, o Dr. Ernesto Perez e a Dra. Vickie Stuart, pelos seus conhecimentos de investigação e apoio contínuo. Agradeço à Dra. Marjorie Everson pelos seus conhecimentos e orientação em investigação qualitativa. Além disso, agradeço à Dra. Alma Yow por me ter ajudado incansavelmente com a análise estatística, a revisão e a edição. Não poderia ter concluído este projeto de conclusão de curso sem cada um de vós.

Capítulo 1

INTRODUÇÃO

O domínio da enfermagem anestésica é extremamente competitivo. Muitas vezes, os estudantes de enfermagem anestesista encontram-se imersos em situações desafiantes, o que leva a um aumento substancial da sua medida de stress. Os SRNAs são confrontados com um horário rigoroso, um curso desafiante e um ambiente académico e clínico desconhecido (Chipas & McKenna, 2011). Além de dominar a arte única da anestesia, os SRNAs também devem se comprometer com os requisitos exigentes do currículo do Doctor of Nursing Practice (DNP). À medida que o stress continua a aumentar para além de níveis avassaladores, podem surgir consequências desagradáveis (Chipas & McKenna, 2011).

Um SRNA é um enfermeiro registado com formação de bacharel, inscrito num programa de anestesia de enfermeiros acreditado. Normalmente, o programa inclui 36 meses de trabalho de curso de pós-graduação, incorporando experiência didática e clínica. De acordo com Dreifurest (2009), milhares de SRNAs são aceites em programas de anestesia de enfermeiros em todo o país todos os anos. A transição de um enfermeiro especialista em cuidados intensivos para um profissional avançado que tem de tomar decisões em fracções de segundo exige uma enorme quantidade de pensamento crítico e pode ser, por vezes, extremamente stressante (Dreifurest, 2009). Para promover o sucesso no ensino da anestesia, os factores de stress devem ser abordados com a implementação de mecanismos eficazes de adaptação, facilitando simultaneamente um ambiente de aprendizagem. Assim, este projeto de conclusão de curso serviu para examinar os níveis de stress percebidos e os comportamentos de enfrentamento de 12 SRNAs de nível sénior.

Antecedentes do estudo

Ao longo dos anos, o stress entre os SRNAs tem sido amplamente explorado; no entanto, poucos estudos permitiram que os estudantes de enfermagem em anestesia descrevessem a sua experiência (Chipas & McKenna, 2011; Perez & Carroll-Perez, 1999; Wildgust, 1986). Seyle (1936), cunhou o termo stress como a reação geral do corpo a qualquer condição de mudança. Seyle (1950) afirmou que o stress injustificado, fora das capacidades de cada um, pode desencadear doenças físicas ou emocionais. Estes rudimentos conduzem aos elementos dos indivíduos que descrevem o que o stress significa para eles e a que níveis esse stress se torna perigoso.

Lazarus e Folkman (1984) examinaram o stress e o coping, incluindo esta afirmação:

> À medida que nos afastamos das condições de vida mais extremas e passamos para condições mais suaves e ambíguas, ou seja, para os factores de stress mais comuns, a variabilidade da resposta aumenta ainda mais. O que agora é stressante para uns, não o é para outros. Já não podemos fingir que existe uma forma objetiva de definir o stress ao nível das condições ambientais sem referência às caraterísticas da pessoa. (p. 19)

Esta afirmação orienta a necessidade de realizar uma investigação qualitativa significativa na área específica dos estudantes de enfermagem de anestesia e do stress. A importância de avaliar o que produz stress excessivo entre os estudantes de anestesia e, quando possível, controlar esse stress com mecanismos positivos de enfrentamento é uma área de preocupação significativa. Durante décadas, os teóricos tentaram racionalizar as várias dinâmicas do stress. A Lei de Yerkes-Dodson afirmava que o aumento dos níveis de stress demonstrou despertar entusiasmo e atenção, mas apenas até um certo grau (Yerkes & Dodson, 1908). Yerkes e Dodson (1908) concluíram que, sem algum stress motivador, os indivíduos não têm razão para agir. Os investigadores determinaram que os indivíduos respondem de forma muito diferente aos factores de stress e nem sempre se enquadram na lei de Yerkes-Dodson (Lazarus & Eriksen, 1952).

Lazarus e Folkman (1984) referiram que "não se pode prever o desempenho simplesmente por referência a estímulos stressantes e que, para prever os resultados do desempenho, é necessário prestar atenção ao processo psicológico que criou as diferenças individuais na reação" (p. 7). Os indivíduos reagem de forma diferente ao stress e, se se tentasse especular sobre a forma como um indivíduo irá reagir, seria necessário compreender as caraterísticas psicológicas inerentes a esse indivíduo em particular. Seguindo estes princípios, pode concluir-se que a investigação tem demonstrado que o stress é um fenómeno individualizado, definido por cada indivíduo. Com estas evidências, um estudo qualitativo em que os próprios SRNAs identifiquem os seus factores de stress e os mecanismos de enfrentamento acrescentará dados essenciais ao campo de investigação dos enfermeiros de anestesia.

Declaração do problema

O problema que este estudo abordou foi o dos factores de stress académico e pessoal experimentados pelos SRNAs e as estratégias de coping que utilizaram para gerir o seu stress. As questões de investigação que orientaram este projeto de conclusão de curso foram as seguintes

1. Quais são os níveis de stress percebidos pelos SRNAs, medidos pelo Perceived Stress Survey (PSS)?
2. Quais são os comportamentos de coping utilizados entre os SRNAs, medidos pelo Questionário de Formas de Coping (WOC)?
3. Quais são as estratégias de sobrevivência que os SRNAs consideram eficazes para reduzir o stress académico e clínico?

Objetivo do projeto

O objetivo deste projeto foi explorar e descrever as percepções de 12 SRNAs de nível sénior no que diz respeito aos níveis de stress académico e pessoal experimentados e às estratégias de coping utilizadas para gerir os seus factores de stress. Os dados foram obtidos principalmente através de três fontes: Dois instrumentos de inquérito validados e fiáveis e uma discussão em grupo. A American Association of Nurse Anesthetists (AANA) reconheceu a influência do stress entre os SRNAs como uma preocupação importante (AANA, 2004). A AANA reconheceu que os profissionais de anestesia estão continuamente expostos a incidentes críticos que podem levar a um aumento dos níveis de stress (AANA, 2004).

Importância do estudo

Este projeto de conclusão de curso foi significativo para abordar a investigação e a lacuna de conhecimento relativamente aos stressores académicos e pessoais enfrentados pelas SRNAs. Além disso, os resultados deste estudo forneceram uma visão valiosa para a compreensão dos comportamentos de enfrentamento dos SRNAs na gestão dos seus stressores. Investigações anteriores validaram que os SRNAs têm níveis de stress marcadamente mais elevados do que outros profissionais de saúde. Este estudo foi importante para reconhecer as variáveis que conduzem a níveis elevados de stress. É imperativo que os SRNAs, bem como os administradores académicos, utilizem a consciência para discernir quando o stress se torna avassalador antes de começar a exercer efeitos indesejáveis (Perez & Carroll-Perez, 1999). Esta compreensão pode levar ao desenvolvimento de melhores práticas que podem reduzir o desgaste dos SRNA e otimizar o sucesso.

Capítulo 2

REVISÃO DA LITERATURA RELACIONADA

Este segmento contém uma síntese da literatura sobre os tópicos de stress e coping na profissão de anestesia, em geral, e especificamente no que se refere à prática de enfermagem. A pesquisa revelou que havia um mínimo de pesquisas qualitativas conduzidas sobre o tópico das percepções de estresse entre os SRNAs que retornam para o DNP. Foram pesquisadas as seguintes bases de dados: The Cochrane Library, CINAHL, MEDLINE, Google Scholar e EBSCOhost. As revisões da literatura foram recolhidas a partir de fontes impressas e electrónicas. As palavras-chave utilizadas nos motores de busca incluíam enfermagem, stress, mecanismos de coping, SRNAs, grupos de discussão e stress de estudantes licenciados.

Enfermeiros que regressam ao ensino superior

O Institute of Medicine (IOM) reconheceu a existência de obstáculos no sistema de saúde e na prestação de cuidados de saúde seguros (IOM, 1999, 2001, 2003). Um relatório publicado pelo IOM em 1999, intitulado "*To Err is Human: Building a Safer Health System*" (*Errar é humano: Construir um sistema de saúde mais seguro*), esclareceu o aumento dos erros na prestação de cuidados de saúde devido à natureza fragmentada do sistema de cuidados de saúde (IOM, 1999). Em 2001, "*Crossing the Quality Chasm: A New Health Care System in the 21st Century*", que incluía implicações para o aperfeiçoamento da qualidade dos cuidados de saúde na América. Este relatório encarregou as organizações e grupos de cuidados de saúde de promoverem cuidados de saúde seguros, centrados no doente, proficientes e competentes (IOM, 2001). A American Association of Colleges of Nursing (AACN) utilizou os relatórios supracitados como base para os requisitos educativos para os enfermeiros profissionais que irão exercer a sua atividade ao mais alto nível. Chism (2013) documenta que a implementação de um grau terminal adicional serve como uma resolução para o recurso recomendado pelos relatórios do IOM.

Em 2004, a AACN propôs uma declaração de posição, que determinava que o DNP se tornasse o nível de entrada na prática de enfermagem avançada até 2015 para a futura geração de prestadores de serviços de prática avançada (AACN, 2004). O debate em curso sobre o DNP em enfermagem é essencial devido à implementação do Affordable Care Act, aos avanços tecnológicos e aos papéis inovadores dos futuros enfermeiros DNP.

A obtenção de um grau de doutoramento é o movimento do futuro da enfermagem. No processo de se tornar um enfermeiro registado preparado para a licenciatura, é necessário aceitar o desafio de se comprometer com uma vida inteira de educação. Devido aos avanços tecnológicos e à investigação de vanguarda na área da enfermagem, muitos enfermeiros voltaram à escola para completar os requisitos educativos de enfermagem a nível de pós-graduação. A transição do BSN para o profissional preparado para o DNP pode ser, por vezes, muito stressante. Os SRNAs têm de reverter e apreciar o papel de estudante de pós-graduação em vez do papel de enfermeiro especialista e clínico de UCI. De acordo com Chipas, Cordrey, Floyd, Grubbs, Miller e Tyre (2012), "três tipos principais de estressores podem estar presentes durante a formação do enfermeiro em anestesia: estressores acadêmicos, estressores clínicos e estressores externos" (p. 49). Como estudantes de pós-graduação que buscam um diploma de DNP, os alunos se envolvem em uma experiência desafiadora, mas gratificante e transformadora. Pouco depois de se inscrever no programa de doutoramento, o estudante começa a dar os primeiros passos para concluir o projeto académico.

Estudos demonstraram que os estudantes de anestesia são constantemente confrontados com factores de stress contínuos ao longo dos estudos académicos e clínicos (Perez & Carroll-Perez, 1999; Wildgust, 1986). Os principais factores de stress associados à parte didática do currículo dos SRNAs incluem a sobrecarga, a ansiedade dos testes, o receio de falhar no exame de certificação nacional, o receio de que os instrutores possam considerar o aluno incompetente, a gestão ineficaz do tempo, o aumento da fadiga e da carga horária do curso e o receio de falhar fora da escola (Perez & Carroll-Perez, 1999; Wildgust, 1986). Os factores de stress associados à parte clínica de um programa de anestesia incluem o medo de cometer erros clínicos, a falta de autonomia e de controlo sobre as tarefas, o medo da morte do doente, o aumento da independência, bem como a falta de preparação para a licenciatura (Perez & Perez, 1999; Wildgust, 1986). Assim, as partes didácticas e clínicas do processo educativo em anestesia conduzem inquestionavelmente a elevados níveis de stress.

Os profissionais de saúde correm um risco particularmente elevado de desenvolver stress crónico devido à natureza do seu trabalho. Um estudo mostrou que 60% dos estudantes universitários das carreiras da área da saúde descreveram ter níveis elevados de stress (Makrides, Veinot, Richard, McKee, & Gallivan, 1998). Phillips (2010) explorou os factores de stress e o coping de 12 enfermeiros licenciados em anestesia utilizando a metodologia da teoria fundamentada. Os 12 enfermeiros licenciados em anestesia identificaram como factores de stress a tensão do papel, os problemas financeiros, as tarefas clínicas, a fadiga e a carga de trabalho, bem como o receio da perceção de incompetência por parte dos instrutores clínicos. À medida que os estudantes de anestesia progrediam no programa, foram observadas três fases de evolução: "a transição para dentro, a descoberta do caminho e a transição para fora" (Phillips, 2010, p. 474). Os graduados relataram mecanismos de enfrentamento focados no problema e na emoção, que incluíam a utilização de ferramentas de gerenciamento de tempo e organização em sua rotina diária (Phillips, 2010). Verificou-se que o stress estava associado a acontecimentos internos e externos que desempenharam um papel importante nas suas vidas. Os participantes neste estudo recomendaram acções futuras para os docentes enfermeiros, que incluíam a modificação da carga horária do primeiro semestre, a implementação de sessões de aconselhamento em grupo e a implementação de programas de gestão do stress e de sessões de esclarecimento. Além disso, a disponibilidade de programas de gestão do stress e de grupos de apoio social foi recomendada para melhorias futuras.

SRNAs e stress

O stress está bem documentado na literatura de enfermagem. Há mais de duas décadas, Wildgust (1986) estudou os níveis de stress de 18 SRNAs em diferentes fases da sua formação. Os estudantes reconheceram que as principais fontes de stress eram a sobrecarga de informação e o medo de erros académicos e clínicos. Foram ilustrados três níveis principais da reação ao stress: (a) o ambiente, (b) a avaliação e apreciação do ambiente, e (c) a resposta de estimulação emocional e física (Wildgust, 1986). Verificou-se que o stress é vivido numa base individual e que as consequências do stress no corpo são individualizadas. Um tema importante que foi revelado ilustrou que a forma como um indivíduo interpreta o fator de stress determina se este é percebido como positivo ou negativo. Além disso, o investigador principal concluiu que os alunos que não conseguem lidar bem com o stress podem não compreender a informação de forma tão eficaz como os alunos que estão menos stressados (Wildgust, 1986).

Um estudo conduzido por Perez e Carroll-Perez (1999) entrevistou 2.200 estudantes de anestesia. Os autores desenvolveram um inquérito para avaliar as percepções dos estudantes sobre os programas de gestão do stress e as políticas de porta aberta nos seus programas de enfermagem de anestesia (Perez & Carroll-Perez, 1999). Os resultados ilustraram uma taxa de resposta de 68,4%, o que demonstrou que os estudantes experimentavam níveis de stress acentuadamente elevados. As respostas do inquérito mostraram que a maioria das escolas não tinha um programa de gestão do stress. Além disso, os alunos referiram que a política de porta aberta na sua escola não correspondia às suas expectativas. De acordo com Perez e Carroll-Perez (1999), a ventilação das frustrações para os colegas e os sistemas de apoio pessoal foram apontados por 89% dos inquiridos como os métodos mais frequentemente utilizados para lidar com o stress. Os alunos foram questionados sobre a política de portas abertas que foi implementada numa escola de enfermagem de anestesia e expressaram preocupações por não se sentirem confortáveis em expressar as suas angústias aos administradores da escola (Perez & Carroll-Perez, 1999). Perez e Carroll-Perez (1999) concluíram que, para se conseguir uma mudança construtiva, os alunos devem poder expressar os seus pensamentos e preocupações num ambiente não ameaçador para os administradores da escola.

Chipas e McKenna (2011) realizaram uma investigação centrada no stress e no burnout na profissão de anestesista. Este estudo explorou os níveis de stress e as suas implicações físicas entre os Enfermeiros Anestesistas Certificados (CRNAs) e os SRNAs (Chipas & McKenna, 2011). Os investigadores realizaram inquéritos a 7.537 estudantes. Surpreendentemente, os investigadores descobriram que mesmo as situações construtivas levavam a um aumento dos níveis de stress. De acordo com uma escala do tipo Likert de 10 pontos, o nível geral de stress era de 7,2 para os SRNAs. Os estudantes atribuíram 67% do seu stress aos trabalhos académicos. Quando os estudantes foram questionados sobre a forma como lidavam com o stress, 27% dos estudantes referiram ter pedido ajuda profissional. Os estudantes também indicaram o recurso ao apoio de outras pessoas e à prescrição de medicamentos. Os estudantes referiram o recurso ao relaxamento, à música, à meditação e ao exercício físico como técnicas de desestressamento (Chipas & McKenna, 2011).

Os participantes deram sugestões para iniciativas de bem-estar que incluíam (a) fornecer apoio de pares, (b) oferecer bem-estar pessoal e técnicas de gestão do stress, (c) oferecer recomendações sobre como promover um estilo de vida sem stress e (d) exigir que as instituições académicas incorporem o bem-estar nos currículos dos programas de anestesia.

Chipas et al., (2012) utilizaram uma pesquisa qualitativa para investigar os factores de stress e os mecanismos de enfrentamento entre as SRNAs. Foi concebido um estudo descritivo para explorar o stress tanto em CRNAs praticantes como em SRNAs. Um questionário específico do estudo foi formulado e administrado a 1.374 SRNAs que relataram níveis médios de estresse geral de 7,2. Os estudantes referiram que muitos acontecimentos externos contribuíram para o aumento dos seus níveis de stress. Para otimizar o bem-estar, as sugestões dos estudantes incluíram: "fornecer apoio de colegas, programa de exercícios, academias acessíveis, saúde pessoal e técnicas de gerenciamento de estresse, integrar o bem-estar à escola de anestesia e oferecer grandes descontos em massagens" (Chipas et al., 2012, p. 53).

Mecanismos de sobrevivência utilizados pelas SRNAs

Durante séculos, os seres humanos ponderaram diversos mecanismos para lidar eficazmente com o stress. O cenário clínico típico de um SRNA é consistentemente paralelo às condições que definem um ambiente stressante. O stress resultante dos estudos académicos de anestesia e do DNP pode causar stress psicológico no SRNA. De acordo com McDonough (1990), "o stress é um desequilíbrio que procura ser aliviado" (p. 195). McDonough (1990) constatou que as personalidades e as tendências viciantes dos indivíduos levam alguns indivíduos a abusar de drogas. Foi aplicado um inquérito a 150 estudantes para avaliar os traços de personalidade viciante. Os resultados indicaram que os estudantes de anestesia tinham pontuações significativamente mais elevadas em comportamentos de procura de excitação. McDonough (1990) também sugeriu a criação de um sistema de apoio para ajudar os estudantes a encontrarem capacidades eficazes para lidar com a situação. Os resultados deste estudo forneceram à literatura sobre anestesia uma visão sobre o abuso de substâncias entre os SRNAs.

Os SRNAs desenvolvem vários mecanismos de enfrentamento para aliviar o stress. Kless (1989) estudou a eficácia dos grupos de apoio social na redução do stress entre os estudantes de anestesia. Foi realizado um grupo experimental para avaliar a eficácia de um grupo de apoio a estudantes. Os estudantes responderam positivamente à avaliação dos grupos de apoio na redução dos níveis de stress pessoal. Kless (1989) descobriu que um grupo de apoio a estudantes promove o crescimento clínico. Kless (1989) sugeriu que, para que um grupo de apoio social seja eficaz, o líder do grupo não deve ficar na defensiva e deve ser capaz de manter o grupo "na tarefa" (Kless, 1989).

A noção de que todos os profissionais de saúde sofrem de stress até um certo grau tem sido amplamente aceite (Cavagnaro, 1983). Cavagnaro (1983) efectuou um estudo comparativo dos factores de stress que afectam os técnicos de enfermagem e os enfermeiros. Cavagnaro (1983) verificou que a descrição pouco clara das funções, as atitudes dos médicos, o pessoal inadequado e as atitudes da administração dos serviços de enfermagem foram identificados como factores de stress comuns entre os técnicos de enfermagem e os enfermeiros. Além disso, Cavagnaro (1983) observou que o uso de "sessões de queixa" poderia ser usado como uma saída para os profissionais de anestesia para evitar o acúmulo de stress. Uma sessão de queixas é uma discussão que consiste principalmente em queixas (The Dictionary of American Slang, 2007). Os profissionais de saúde podem reduzir o stress desenvolvendo uma maior consciência de si próprios, aumentando o exercício físico, praticando técnicas de relaxamento e aceitando a responsabilidade de aprender a lidar com o stress (Cavagnaro, 1983).

Wildgust (1986) observou que os estudantes dos níveis júnior e sénior classificaram a sobrecarga de informação como o seu maior fator de stress. Além disso, os alunos do primeiro ciclo referiram a angústia de chumbar nos exames e o medo da desilusão como principais factores de stress. À medida que os estudantes progrediam, o insucesso nos exames e o medo da desilusão eram apenas considerados factores de stress menores. Os estudantes juniores também referiram que as acções dos seus professores académicos constituíam factores de stress importantes. No nível sénior, as preocupações relacionadas com a aprovação nos exames foram classificadas como muito stressantes. Os estudantes indicaram que o planeamento da licenciatura e a manutenção dos resultados escolares também contribuíram para o stress, uma vez que aumentaram a carga de trabalho e a responsabilidade clínica.

Num estudo conduzido por Perez e Carroll-Perez (1999), 89% dos SRNAs ilustraram que a ventilação das frustrações com os colegas e a confiança no sistema de apoio pessoal eram os meios mais comuns de lidar com o stress. Outros mecanismos para lidar com o stress incluem crenças religiosas e tempo passado com a família (Perez & Carroll-Perez, 1999).

Phillips (2010) observou que os estudantes utilizavam uma variedade de métodos para lidar com o stress, descritos como: "abordagem de enfrentamento focada no problema, focada na emoção e combinada" (p. 475). Os participantes descreveram técnicas centradas no problema como a falta de tempo, a aquisição de informações clínicas adicionais e a capacidade de utilizar formulários pré-impressos do plano de cuidados (Phillips, 2010). Os estudantes descreveram o coping centrado na emoção como atividade física, evitamento, festas, adiamento e espiritualidade (Phillips, 2010). O coping combinado incluiu a utilização de grupos de apoio, o envolvimento com os colegas e a participação em eventos organizados pela escola (Phillips, 2010).

Chipas et al., (2012) referiram que muitos estudantes admitiram procurar ajuda profissional para ajudar a gerir o stress. Além disso, admitiram recorrer a terapia com medicamentos prescritos para ajudar a aliviar os sintomas do stress. Os autores constataram que os estudantes que praticavam atividade física regular tinham reduzido consideravelmente os níveis de stress (Chipas et al., 2012). Os estudantes também referiram métodos de lidar com o stress desadaptativos, como o consumo de álcool e a exposição de emoções impróprias (Chipas et al., 2012). As capacidades positivas de lidar com o stress utilizadas pelos estudantes incluíam a música, a meditação e o exercício físico (Chipas et al., 2012).

O corpo docente e os estudantes devem desenvolver uma estrutura mútua para que se possa alcançar a utilização completa e a realização do potencial individual (Wildgust, 1986). Ao desenvolverem mecanismos eficazes de lidar com o stress, os SRNAs podem dispor de métodos para reduzir eficazmente o stress durante o seu percurso escolar, tornando-se assim profissionais qualificados.

O stress como determinante da saúde

Os investigadores descobriram que o stress extremo pode levar a problemas crónicos, que normalmente passam despercebidos até que o mal esteja feito. Estudos demonstraram que o stress agudo - especialmente a raiva - pode aumentar o potencial de ataques cardíacos, dores de cabeça, pressão arterial elevada, perda de sono, arritmias e até mesmo a morte (Krants, Whittaker, & Sheps, 2011). O stress tem sido associado às principais causas de morte nos Estados Unidos (Cohen, Janicki-Deverts, & Miller, 2007). Uma das principais consequências do stress crónico é o burnout. Chipas e McKenna (2011) afirmam que "o esgotamento é um estado de exaustão física, emocional e mental causado pela exposição prolongada a situações de trabalho exigentes, ou o resultado cumulativo do stress" (p. 2). A investigação mostrou que alguns estudantes trabalham bem sob stress; no entanto, o stress excessivo contribui para a depressão e o insucesso (Perez & Carroll-Perez, 1999). Por conseguinte, nem todo o stress é considerado prejudicial. O problema surge quando o stress excessivo se instala e o indivíduo não é capaz de lidar com as exigências do estímulo stressante. Para que os estudantes de anestesia sejam bem-sucedidos na prática, devem ser adotados esforços de colaboração entre estudantes e professores para estabelecer bases para lidar efetivamente com os estressores previstos que os SRNAs encontrarão durante seu processo educacional.

Grupos de discussão para reduzir o stress

A investigação qualitativa oferece aos participantes a oportunidade de descreverem experiências vividas através da discussão em grupo. Dá ao investigador a oportunidade de obter uma visão da experiência humana, bem como de fornecer um inquérito significativo ao corpo de enfermagem. Um desenho de estudo qualitativo exploratório-descritivo é utilizado para "compreender as necessidades de uma população específica, os resultados desejados ou os pontos de vista dos membros do grupo sobre as intervenções adequadas" (Grove, Burns, & Gray, 2013, p. 66). O objetivo final é gerar intervenções e técnicas para otimizar os resultados dos doentes. Durante um estudo patrocinado pelo governo federal sobre indivíduos saudáveis que vivem com a infeção pelo VIH, Tuck e Thinganjana (2007) realizaram uma investigação qualitativa sobre intervenções de gestão do stress. O objetivo dos investigadores era apreciar as percepções de espiritualidade dos participantes como primeiro passo para desenvolver um significado operacional para a medição da espiritualidade. Vincent (2009) utilizou a investigação qualitativa para explorar intervenções para mexicanos-americanos com diabetes para uma mudança de comportamento construtiva. Vincent (2009) demonstrou que, ao incorporar a investigação qualitativa, o grupo de intervenção ficou satisfeito com a intervenção registada.

Os grupos de discussão foram concebidos para recolher as percepções dos participantes num ambiente não ameaçador e permissivo (Grove, Burns, & Gray, 2013). Os grupos focais foram integrados na investigação para compreender as experiências das pessoas. Um tema importante e essencial para a utilização de grupos de discussão é que a comunicação entre indivíduos que partilham caraterísticas semelhantes pode ajudar uns aos outros a expressar os seus sentimentos de formas que são menos prováveis de ocorrer num diálogo individual (Gray, 2009). Normalmente, as pessoas num grupo de discussão partilham caraterísticas de estilo de vida semelhantes, tais como experiências e pontos de vista.

A utilização de grupos de discussão na investigação qualitativa serve uma variedade de objectivos. Neste estudo, a incorporação de um grupo de discussão será utilizada como uma intervenção para explorar os factores de stress e os mecanismos de sobrevivência comuns entre os SRNAs. O grupo de discussão dará aos participantes a oportunidade de partilhar experiências vividas num ambiente não ameaçador.

Foram utilizados grupos de discussão para investigar o cansaço das vítimas de AVC (Finn & Stube, 2010) e as necessidades de apoio social dos afro-americanos mais velhos que sofreram de cancro (Hamilton, Moore, Powe, Agarwai, & Martin, 2010). A utilização de medicamentos sujeitos a receita médica sem cuidados médicos por parte de migrantes latinos (Coffman, Shobe, & O'Connell, 2008) e o consumo excessivo de álcool entre estudantes universitários (Dodd, Glassman, Arthur, Webb, & Miller, 2010) também foram objeto de investigação através de medidas de grupos de discussão. Com a incorporação de grupos focais, os investigadores estudaram as compreensões dos enfermeiros, tais como os factores de stress associados à prestação de cuidados de conforto a crianças com doenças terminais (McCloskey & Taggart, 2010) e as abordagens utilizadas nas unidades de cuidados intensivos para prevenir e corrigir desastres médicos (Henneman, Gawlinski, Blank, Henneman, Jordan, & McKenzie, 2010). Os grupos de discussão também têm sido utilizados como uma abordagem de recolha de dados para estudos sobre as barreiras que os enfermeiros escolares enfrentam quando falam com os pais sobre o peso dos seus filhos (Steele, Wu, Jensen, Pankey, Davis, & Aylward, 2011).

Avaliação das necessidades

De acordo com Lazarus e Folkman (1984), "desde os anos 60, tem havido um reconhecimento crescente de que, embora o stress seja um aspeto inevitável da condição humana, é o coping que faz a grande diferença no resultado da adaptação" (p. 6). Uma vez que o stress é uma perceção individualizada, é fundamental ter alguma noção do que afecta a perceção individual do stress, a fim de compreender plenamente este processo. Além disso, é necessário explorar o que cada indivíduo considera eficaz para gerir o seu próprio stress. A preocupação de identificar os factores que aumentam o stress dos SRNAs e de encontrar formas eficazes de lidar com ele tem muitas facetas. O objetivo dos investigadores foi utilizar esta compreensão para desenvolver uma estrutura sistemática para os programas de enfermagem de anestesia utilizarem como base para preencher a lacuna no corpo de conhecimento. Isso ajudará os enfermeiros de anestesia a entender a dinâmica do estresse e ajudará os administradores de anestesia a entender e auxiliar os alunos. Não há dúvida de que o stress existe; a questão reside em encontrar meios eficazes de gerir o stress. Este estudo utilizou métodos mistos na tentativa de atingir o objetivo de compreender os factores de stress percebidos pelos SRNAs de nível sénior. Esse estudo também equipará os futuros SRNAs com ferramentas apropriadas consideradas vitais para o sucesso na educação em anestesia.

O resultado pretendido para este projeto era a promoção de mecanismos saudáveis para lidar com o stress. Ao diminuir o stress entre os SRNAs, espera-se que os resultados dos alunos melhorem e que o bem-estar seja optimizado. Além disso, os administradores da faculdade de anestesia terão uma base para orientar a prática futura de técnicas de redução do stress. Foram utilizados um grupo de discussão e dois inquéritos para a recolha de dados. Não houve quaisquer custos adicionais. A análise dos resultados deste trabalho de conclusão de curso consistiu em revelar as percepções dos SRNAs sobre como lidam e gerem o stress. Assim, os resultados serviram para aumentar o corpo de conhecimentos sobre anestesia.

Doze estudantes do BSN-DNP foram selecionados pelo investigador para participarem num grupo de discussão. Durante a reunião inicial, os estudantes receberam a PSS, o WOCQ e um inquérito demográfico. Foi concedido aos participantes um espaço extra para partilharem comentários adicionais, o que deu ao investigador a oportunidade de explorar se as escalas acima enumeradas cobriam adequadamente tópicos importantes que não constavam dos inquéritos.

Após a recolha dos resultados dos inquéritos, os dados foram introduzidos no Statistical Package for the Social Science (SPSS) para medir e interpretar os resultados. Os dados do PSS e do WOCQ serviram de base para a realização de uma entrevista de grupo de discussão. Duas semanas após a conclusão dos questionários, foi efectuada a primeira entrevista de grupo de discussão.

Quadro concetual e teórico

Richard Lazarus desenvolveu o modelo The Stress and Coping, que serviu de contexto teórico orientador para este estudo. O modelo de Stress e Coping descreve o processo cognitivo do stress e do coping. De acordo com a definição de Lazarus e Folkman (1984), o stress psicológico é "uma relação entre a pessoa e o ambiente que é avaliada pela pessoa como exigindo ou excedendo os seus recursos e pondo em perigo o seu bem-estar" (p. 21). Lazarus (1984) descreveu o stress como um processo bidirecional, que inclui a produção de factores de stress pelo ambiente e a reação do indivíduo sujeito a esses factores. Estas noções conduziram à teoria da avaliação cognitiva. A apreciação é uma prática de avaliação que classifica as ocorrências de acordo com as suas qualidades, importância e resultados no bem-estar. A avaliação está sujeita a variações pessoais com base nos estilos ideais de confronto, no sucesso do confronto, no significado e na adaptação. A avaliação cognitiva divide-se em duas partes: avaliação primária e secundária. A avaliação primária é descrita como uma avaliação que determina se um fator de stress é visto como uma ameaça ou um desafio. A avaliação secundária envolve a forma como a pessoa lida com o fator de stress e os recursos disponíveis utilizados para gerir a situação. As diferenças pessoais, como a vulnerabilidade individual ou as crenças próprias, afectam o processo de avaliação e a qualidade das emoções experimentadas (Lazarus e Folkman, 1984). Os indivíduos experimentam os problemas ambientais e as suas próprias reacções, avaliando os seus recursos de confronto e escolhendo as estratégias de confronto adequadas (Lazarus e Folkman, 1984). Isto, por sua vez, afecta a avaliação contínua da situação, à medida que se recolhem mais informações sobre o acontecimento e a eficácia da resposta de coping.

Fundamentos do Doutoramento em Enfermagem

O DNP Essencial I é a base científica para a prática (AACN, 2006). O doutoramento em enfermagem permite que os licenciados utilizem conceitos científicos para descrever acções e estratégias destinadas a melhorar a prestação de cuidados de saúde (AACN, 2006). O Modelo de Stress e Coping serviu de quadro orientador para este estudo. Este modelo descreve o processo cognitivo do stress e do coping. O conceito global de bem-estar foi integrado neste estudo para promover a consciencialização e aumentar a transferência de conhecimentos.

O DNP Essential II é a liderança organizacional e de sistemas para a melhoria da qualidade e o pensamento sistémico (AACN, 2006). Este projeto de conclusão de curso abordou a lacuna de conhecimento relativa aos factores de stress académico e pessoal encontrados pelos SRNAs. Os resultados centraram-se em comportamentos de coping eficazes que os SRNAs podem utilizar para gerir eficazmente os seus níveis de stress. As implicações podem levar à adoção de melhores práticas que podem, em última análise, melhorar os resultados dos pacientes. A utilização da investigação qualitativa sob a forma de uma entrevista de grupo de discussão ofereceu aos SRNAs a perspetiva de desabafar as suas frustrações num ambiente calmo e não ameaçador. O grupo de discussão serviu como uma medida para a melhoria da qualidade, permitindo que o pesquisador coletasse dados qualitativos para complementar o quadro da pesquisa em anestesia.

O DNP Essencial III é a investigação clínica e os métodos analíticos para uma prática baseada em provas. A aplicação da investigação tem sido vista como fundamental para a prossecução académica (AACN, 2006). A integração de um projeto de investigação de método misto permitiu a recolha de dados quantitativos e qualitativos. Este projeto de conclusão de curso ilustrou que há uma necessidade significativa de implementar comportamentos eficazes de enfrentamento no currículo de anestesia. Foram recomendadas estratégias para melhorar os níveis de stress e os comportamentos de coping para melhorar os resultados dos futuros estudantes.

O DNP Essencial IV é a tecnologia ou sistemas de informação e a tecnologia de cuidados ao doente para a melhoria e transformação dos cuidados de saúde (AACN, 2006). A realização de um grupo de discussão permitiu ao investigador registar, transcrever e analisar os dados através de software eletrónico como o Microsoft Excel, SPSS e Atlas ti 6.0. O investigador principal também completou o curso de formação CITI de acordo com as normas do IRB.

O DNP Essencial V é a política de cuidados de saúde para a defesa dos cuidados de saúde (AACN, 2006). Este projeto de conclusão de curso permitiu que os participantes partilhassem as suas percepções sobre o stress e a forma como o enfrentam. É importante ter em conta estas preocupações nos esforços para estabelecer eficazmente estratégias a adotar pelos futuros estudantes. O objetivo do investigador principal era educar os administradores a todos os níveis sobre a importância de implementar técnicas de redução do stress, melhorando assim os resultados. Espera-se a defesa da implementação de uma mudança na prática devido ao aumento acentuado dos níveis de stress relatado pelos estudantes de anestesia.

O DNP Essencial VI é a colaboração interprofissional para melhorar os resultados dos pacientes (AACN, 2006). O investigador principal incorporou um comité interdisciplinar de DNP e profissionais de anestesia para obter orientação e conhecimentos de investigação. Além disso, foi explorada a literatura de enfermagem para avaliar a forma como outros estudantes de anestesia combateram situações de stress, a utilização de grupos de discussão para reduzir o stress e os factores de stress do regresso à pós-graduação.

O DNP Essencial VII é a prevenção clínica e a saúde da população para melhorar a saúde da nação . A AACN (2006) define a prevenção clínica como "promoção da saúde e redução do risco/prevenção da doença para indivíduos e famílias" (p. 15). A integração de estratégias clínicas e comportamentos saudáveis comuns é fundamental para alcançar o objetivo geral de cultivar o estado de saúde da nação (AACN, 2006). A implementação de estratégias para reduzir os níveis de stress e melhorar os comportamentos de confronto serve como um meio de promoção da saúde. É importante que os licenciados em DNP combinem a utilização de estratégias baseadas na evidência para melhorar a saúde da nação.

O DNP Essencial VIII é a prática avançada de enfermagem. O mérito distintivo de um profissional de DNP é ser capaz de praticar no domínio mais vasto de uma especialidade (AACN, 2006). Este projeto assimilou vários níveis de competência, incluindo a comunicação eficaz, a implementação e a avaliação de intervenções para melhorar o processo educativo. O campo da enfermagem de anestesia está a crescer muito. A exploração dos níveis de stress dos estudantes de anestesia fornece uma base sólida para futuras melhorias educacionais.

Capítulo 3

MÉTODOS

Conceção da investigação

Foi utilizado um desenho de métodos mistos devido ao fenómeno de interesse em estudo. Este estudo de métodos mistos utilizou uma amostra intencional com os instrumentos PSS e WOCQ (Grove, Burns, & Gray, 2013). Este desenho permitiu a recolha de dados qualitativos, permitindo ao investigador desenvolver temas para preencher a lacuna na literatura de anestesia relativamente ao stress entre os SRNAs. Foi utilizado um desenho quantitativo para obter dados estatísticos da PSS e do WOCQ. Esse desenho permitiu que os dados fossem quantificados, o que possibilitou ao pesquisador identificar os estressores e os mecanismos de enfrentamento dos SRNAs usando as escalas PSS e WOC. A conceção de métodos mistos permitiu ao investigador explorar os níveis de stress percebidos e os mecanismos de coping de 12 SRNAs de nível sénior.

Definição e amostra

As entrevistas dos grupos de discussão tiveram lugar numa sala de conferências privada e tranquila. Foi selecionada uma amostra intencional de doze participantes, representando a turma inaugural de SRNAs do 3º ano que frequentam o NAP da USM, para participar no inquérito e nos grupos de discussão. Os estudantes foram contactados por correio eletrónico para participarem no estudo. O critério de inclusão incluía o seguinte: (a) enfermeiros registados com formação de bacharel, (b) empregados como enfermeiros registados há mais de um ano, (c) atualmente a frequentar aulas de pós-graduação e clínicas de anestesia, e (d) concordaram em preencher o questionário e participar ativamente nas entrevistas do grupo de discussão. Os critérios de exclusão incluíram os SRNAs que não concordaram em preencher os questionários e não concordaram em participar na sessão do grupo de discussão.

Instrumentação

Os níveis de stress dos participantes foram medidos utilizando o PSS. A PSS é um instrumento de autoavaliação com 10 perguntas, desenvolvido por Sheldon Cohen (Cohen, Kamarck, & Mermelstein, 1983). A PSS foi desenvolvida para medir o "grau em que uma situação na vida de uma pessoa é percebida como stressante" (Cohen, Kamarck, & Mermelstein, 1983, p. 385). A PSS foi impressa em 1983 e tornou-se um dos instrumentos psicológicos mais amplamente utilizados para avaliar a perceção de stress inespecífico.

O stress percebido ocorre quando "as exigências de uma determinada situação são avaliadas pelo indivíduo como sendo superiores aos seus atributos de sobrevivência" (Gill & Loh, 2010, p. 348). As perguntas são comuns e não têm qualquer restrição em relação a qualquer subpopulação. As perguntas da PSS examinam os pensamentos, as mentalidades e as reflexões do último mês. Foi pedido aos participantes que indicassem numa escala de tipo Likert de 5 pontos (0 = nunca a 4 = muito frequentemente) a sua resposta a cada pergunta. O questionário PSS demorou cerca de 10 minutos a ser preenchido e foi distribuído em papel e lápis.

A seleção de um método de medição exige uma análise exaustiva da sua fiabilidade e validade. A literatura de investigação contém uma grande quantidade de provas que apoiam a fiabilidade e a validade da EEP. A fiabilidade mede a consistência do instrumento (Grove, Burns, & Gray, 2013). A validade de um instrumento retrata o quão bem o questionário mede o que foi projetado para medir (Waltz, Strickland, & Lenz (2010). Gill e Loh (2010) utilizaram a PSS para medir o stress em mães primíparas, a fiabilidade interna da PSS mediu .78, e foi ilustrada uma validade de construção suficiente (Cohen & Williamson, 1988). O alfa de Cronbach para a PSS foi de 0,75 (Gill & Loh, 2010).

O WOCQ modificado foi utilizado para examinar as estratégias de coping. O WOCQ, desenvolvido em 1984 por Lazarus e Folkman, tornou-se um dos questionários de coping mais utilizados. Trata-se de um questionário de 66 perguntas utilizado para examinar os sentimentos e as acções que os indivíduos utilizam para lidar com o stress. As subescalas deste questionário incluem uma escala centrada no problema (coping centrado no problema), seis escalas centradas na emoção (pensamento positivo, distanciamento, focalização no positivo, auto-culpabilização, redução da tensão e manter-se fiel a si próprio) e uma oitava escala que contém itens centrados no problema e centrados na emoção (procura de apoio social). A fiabilidade típica das pontuações das subescalas variava entre 0,60 e 0,75 (Lazarus & Folkman, 1984).

Estratégias de investigação

Foi realizado um projeto de conclusão de curso para explorar e descrever as percepções de 12 SRNAs de nível superior. Os dados foram obtidos principalmente através de duas fontes: grupos de discussão semiestruturados gravados em áudio e inquéritos distribuídos. Foram utilizados dois inquéritos com várias perguntas para avaliar os níveis de stress percebidos e os mecanismos de resposta.

Este investigador utilizou uma abordagem de método misto, com recurso a uma conceção quantitativa e qualitativa atribuída por Creswell (2012). Após a aprovação e autorização do Conselho de Revisão Institucional (IRB) para utilizar os alunos como participantes, o investigador iniciou a recolha de dados através da administração de dois inquéritos.

O investigador reuniu-se com os participantes à hora combinada numa sala de conferências no campus. As entrevistas dos grupos de discussão foram realizadas cara a cara durante uma hora. O investigador escreveu notas de campo imediatamente após as entrevistas para manter o significado. O investigador transcreveu as entrevistas dos grupos de discussão imediatamente após as sessões, enquanto ouvia cada entrevista gravada correspondente na íntegra.

Os dados codificados individualmente foram analisados e armazenados num computador protegido por palavra-passe. No final do estudo, todas as cassetes de áudio e ficheiros serão guardados na faculdade de enfermagem num armário fechado durante 6 anos e depois serão apagados ou destruídos.

Análise

Os dados foram analisados de forma descritiva e inferencial, utilizando os guias de pontuação publicados pelos autores e explicados em pormenor no Capítulo IV. As respostas às entrevistas foram convertidas em transcrições codificadas. O investigador ordenou as transcrições por categorias, identificando frases semelhantes, padrões, relações e outros temas comuns. Os padrões identificados foram anotados em papel e tabulados com exatidão. Os dados foram revistos repetidamente após a primeira codificação para excluir quaisquer novos temas emergentes. Quatro temas emergiram do processo de análise.

Proteção dos direitos humanos

Antes do início deste estudo, foi obtida a aprovação do IRB da USM Graduate School. Antes do início dos grupos de discussão, os participantes assinaram voluntariamente uma carta de consentimento por escrito e guardaram uma cópia para si próprios. A carta de consentimento descrevia o estudo e os direitos dos indivíduos enquanto sujeitos. A carta também incluía o direito à confidencialidade e à privacidade. Os participantes estavam cientes dos seus direitos de renunciar ao estudo de investigação em qualquer altura. Foi-lhes assegurado que a retirada do estudo não teria quaisquer penalizações pessoais ou consequências para o seu programa de estudos. Os participantes foram informados de que não seria atribuída qualquer remuneração financeira pelo seu envolvimento.

Resultado pretendido

O resultado desejado deste projeto de conclusão de curso foi explorar os factores de stress dos SRNAs e investigar os mecanismos de sobrevivência. O esclarecimento desses conceitos informará os futuros enfermeiros de SRNA e incentivará os programas de anestesia a incluir técnicas eficazes de gerenciamento de estresse no currículo de anestesia.

Barreiras

Como SRNA, tomar a decisão de regressar à licenciatura é uma mudança de vida. Equilibrar as mudanças na vida pessoal, as alterações familiares, as tarefas clínicas e as exigências didácticas pode colocar uma enorme quantidade de stress na vida de cada um. De acordo com Perez e Carroll-Perez (1999), 73% dos SRNAs testados na Escala de Avaliação do Reajustamento Social estavam na categoria de crise de vida grave. Lees e Ellis (1990) ilustraram que um ambiente de trabalho stressante engloba cinco caraterísticas: "uma carga de trabalho imprevista, a utilização de equipamento de alta tecnologia, elevados níveis de estímulos ambientais, a possibilidade de ocorrência de crises e a avaliação frequente das necessidades e prioridades" (p. 949). O ambiente clínico de um SRNA é consistentemente paralelo às condições que tipicamente definem um local de trabalho stressante. A incapacidade de satisfazer as exigências do local de trabalho pode ter consequências graves. Este estudo pretende preparar os estudantes para responderem às exigências do local de trabalho com confiança, mecanismos saudáveis de lidar com a situação e consciência dos factores de stress

Capítulo 4

ANÁLISE DE DADOS

O objetivo deste projeto de conclusão de curso foi explorar e descrever as percepções de 12 SRNAs de nível superior. Os dados foram obtidos principalmente através de duas fontes: grupos de discussão semi-estruturados gravados em áudio e inquéritos distribuídos. Foram utilizados dois inquéritos com várias perguntas para avaliar os níveis de stress percebidos e os mecanismos de resposta.

Os participantes eram 12 SRNAs de nível sénior que estavam atualmente a estudar enfermagem anestésica. Todos os participantes concordaram em participar ativamente nas entrevistas dos grupos de discussão e em responder aos inquéritos. As perguntas de pesquisa que orientaram este estudo foram:

1. Quais são os níveis de stress percebidos pelos SRNAs, medidos pelo questionário Perceived Inquérito sobre o Stress (PSS).
2. Quais são os mecanismos de sobrevivência utilizados entre os SRNAs, medidos pelo Questionário sobre Formas de Enfrentamento (WOC).
3. Quais são as estratégias de sobrevivência que os SRNAs consideram eficazes para reduzir o stress académico e clínico?

O foco deste capítulo é o processo de análise de dados e uma discussão dos resultados. As secções incluirão a metodologia, as medidas de fiabilidade e uma discussão pormenorizada dos resultados.

Metodologia

Após a aprovação do IRB da USM Graduate School, 12 SRNAs de nível sénior foram convidados a participar no estudo. Todos os participantes assinaram de livre vontade uma carta de consentimento por escrito e ficaram com uma cópia para si próprios. A carta de consentimento descrevia o estudo e os direitos dos indivíduos à confidencialidade e à privacidade. Os participantes foram informados de que podiam desistir do estudo sem penalizações pessoais ou retribuição no seu programa de estudos. Num esforço para proteger a privacidade e a confidencialidade dos participantes, todas as informações foram desidentificadas das transcrições.

Instrumentação

O Perceived Stress Survey (PSS) é um instrumento de autoavaliação com 10 perguntas, utilizado para medir a perceção do stress situacional num indivíduo (Cohen, Kamarck, & Mermelstein, 1983). O investigador principal pediu aos participantes que indicassem numa escala de tipo Likert de 5 pontos (0 = nunca a 4 = muito frequentemente) a sua resposta a cada item. O método de pontuação foi invertido para os itens com palavras positivas e as pontuações foram somadas, sendo que uma pontuação mais elevada representa uma perceção de stress adicional. O questionário demorou cerca de 10 minutos a preencher e foi distribuído em papel e lápis, duas semanas antes do grupo de discussão.

A fiabilidade do instrumento foi testada em estudos anteriores utilizando o alfa de Cronbach. A fiabilidade interna da PSS foi determinada em 0,78 e foi indicada uma validade de construção satisfatória (Gill & Loh, 2010). Em consonância com estudos anteriores, o teste alfa de Cronbach para a fiabilidade no presente estudo foi de 0,74 (ver Quadro 1).

Estatísticas de fiabilidade para PSS

Alfa de Cronbach	Alfa de Cronbach baseado em itens padronizados	N de artigos
.744	.732	10

O WOCQ foi utilizado para examinar as estratégias de confronto. O WOCQ é um questionário de 66 itens utilizado para avaliar os sentimentos e as acções que as pessoas utilizam para lidar com situações de stress. As subescalas deste questionário incluem uma escala centrada no problema (coping centrado no problema), seis escalas centradas na emoção (pensamento positivo, distanciamento, focalização no positivo, auto-culpabilização, redução da tensão e manter-se fiel a si próprio) e uma oitava escala que contém itens centrados no problema e centrados na emoção (procurar apoio social). Para responder às afirmações deste questionário, os participantes foram convidados a refletir durante alguns minutos sobre o encontro mais stressante que tiveram de enfrentar na última semana.

No presente estudo, o teste alfa de Cronbach para a fiabilidade do WOCQ no SPSS foi de 0,962, o que indica uma fiabilidade elevada (ver Quadro 2). A fiabilidade típica das pontuações das subescalas varia entre 0,60 e 0,75 (Lazarus & Folkman, 1984).

Estatísticas de fiabilidade do WOCQ

Alfa de Cronbach	Alfa de Cronbach baseado em itens padronizados	N de artigos
.962	.960	66

Entrevistas com grupos de discussão

Uma amostra intencional de doze participantes, representando estudantes de nível sénior inscritos no NAP da USM, constituiu a entrevista do grupo de discussão. O investigador utilizou um guia de entrevista baseado num conjunto pré-determinado de perguntas, com base na informação obtida a partir das respostas dos participantes ao inquérito. O cenário foi uma pequena sala de conferências privada na Faculdade de Enfermagem da USM. A entrevista foi gravada em áudio, transcrita na íntegra e verificada quanto à sua exatidão.

Dados demográficos

Antes de preencherem os questionários, os participantes foram convidados a preencher um breve inquérito demográfico. Os participantes que responderam ao inquérito também constituíram o grupo de discussão (ver Quadro 3).

Dados demográficos relativos à idade e ao género

Caraterísticas		Frequência	Percentagem	Válido Percentagem
Idade	26-40	10	83.3	83.3
	41-55	2	16.7	16.7
	Total	12	100.0	100.0
Género	1	5	41.7	41.7
	2	7	58.3	58.3
	Total	12	100.0	100.0

Género: 1=feminino, 2=masculino

Como se pode ver no quadro 3, as idades dos participantes variavam entre os 26 e os 55 anos. A maioria (83,3%) situava-se na faixa etária dos 26-40 anos. Cinco dos participantes eram do sexo feminino e sete do sexo masculino. O número de anos como enfermeiros variou de menos de dois anos a mais de 20 anos.

Análise de dados e resultados

O PSS foi pontuado de acordo com o guia recomendado por Cohen, Kamarck e Mermelstein (1983). Cada elemento foi medido numa escala de 5 pontos, variando de nunca (0) a quase sempre (4). O método de pontuação para os itens com palavras positivas foi invertido. As classificações foram obtidas através da soma das pontuações da escala de todos os 10 itens. As pontuações mais elevadas indicavam uma maior perceção do stress (ver Quadro 4).

Classificações de todos os 10 itens

Pontuações somadas	Frequência	Percentagem	Válido Percentagem	Percentagem cumulativa
17.00	1	8.3	8.3	8.3
18.00	1	8.3	8.3	16.7
19.00	1	8.3	8.3	25.0
20.00	2	16.7	16.7	41.7
23.00	1	8.3	8.3	50.0
25.00	4	33.3	33.3	83.3
27.00	1	8.3	8.3	91.7
29.00	1	8.3	8.3	100.0
Total	12	100.0	100.0	

Como mostra a Tabela 4, três participantes (25%) obtiveram 19 pontos ou menos no PSS, enquanto nove (75%) obtiveram 20 pontos ou mais. As pontuações na adolescência são consideradas médias. Cohen (1983) verificou que os indivíduos com pontuações iguais ou superiores a 20 são considerados altamente stressados.

O WOCQ foi pontuado de acordo com o guia de pontuação fornecido por Folkman e Lazarus (1988). A pontuação bruta foi totalizada para cada item individual da escala para obter uma pontuação global. As quatro respostas potenciais incluíam 0, 1, 2 e 3. A Tabela 5 ilustra a soma dos significados que devem ser utilizados para obter a pontuação bruta. As pontuações brutas medem o esforço de coping para os oito tipos de coping. Se as pontuações brutas forem elevadas, é provável que o indivíduo tenha utilizado as acções descritas por essa escala para lidar com a experiência stressante. Tabela 5

Tipos de enfrentamento

# Número de artigos	Itens da escala	Escala

6	6, 7, 17, 28, 34, 46	Enfrentamento de Confronto
6	12, 13, 15, 21, 41, 44	Distanciamento
7	10, 14, 35, 43, 54, 62, 63	Auto-controlo
6	8, 18, 22, 31, 42, 45	Procurar apoio social
4	9, 25, 29, 51	Aceitar a responsabilidade
8	11, 16, 33, 40, 47, 50, 58, 59	Fuga - Evasão
6	1, 26, 39, 48, 49, 52	Resolução de problemas de forma planeada
7	20, 23, 30, 36, 38, 56, 60	Reavaliação positiva

Citação: Folkman. S. & Lazarus, R. (1988). Instrumento de questionário de formas de lidar e guia de pontuação. Recebido da Mind Garden, Inc. em 28 de agosto de 2015

Os resultados das pontuações brutas calculadas do WOCQ indicaram que os comportamentos de confronto apresentados pelas SRNAs durante a situação de stress percebida variavam, mas não muito. Com base na soma das pontuações brutas médias, os comportamentos de confronto mais frequentemente utilizados, por ordem decrescente, foram os seguintes (1) resolução planeada de problemas (17,3), autocontrolo (17,0), procura de apoio social e aceitação de responsabilidades (empatados com 15,0), distanciamento (14,66), reavaliação positiva (13,57), evitação de fuga (11,3) e enfrentamento de confronto (10).

Para além das pontuações brutas, as pontuações relativas do WOCQ foram calculadas de acordo com o guia de pontuação. As pontuações relativas representam o segmento de esforço indicado para cada elemento de coping e são expressas como uma percentagem que varia entre 0 e 100. Se as pontuações relativas forem elevadas, o indivíduo utilizou esses comportamentos de confronto mais do que outros comportamentos. Para determinar as pontuações relativas, o investigador seguiu os seguintes passos: Primeiro, o investigador calculou a resposta média em cada escala, dividindo a pontuação bruta total pelo número total de elementos em cada escala. Em seguida, os oito resultados médios de cada medida foram divididos pela soma das médias das oito escalas. Os resultados foram expressos em percentagem.

Em resumo, os resultados finais do WOCQ indicaram que todos os participantes utilizaram os oito tipos de métodos de confronto, pelo menos de alguma forma. As pontuações relativas do grupo (n=12) indicaram que a maioria das oito formas de lidar com a situação estavam distribuídas de forma quase igual. Menos de 1% (.08) utilizou *o confronto,* enquanto 15% utilizou *a resolução planeada de problemas* e 14% utilizou *o autocontrolo. A procura de apoio social* e *a aceitação da responsabilidade* empataram em 13%, *o distanciamento e a reavaliação positiva* empataram em 12% e a fuga e evasão em 9%.

Resultados da discussão em grupo

Para além dos dados recolhidos no inquérito, foi realizado um grupo de discussão com os 12 inquiridos. Hatch (2002) sugeriu que o tamanho ideal para um grupo de discussão é entre seis e doze pessoas. O objetivo do grupo de discussão era alargar as respostas dos inquéritos, estimular novas ideias e estabelecer um diálogo coletivo sobre formas eficazes de lidar com o stress no local de trabalho entre os SRNAs. Os participantes selecionados para o grupo de discussão foram os mesmos dos inquéritos.

As entrevistas dos grupos de discussão tiveram lugar numa sala de conferências privada, tranquila e sem distracções. Todos os dados foram registados digitalmente. A discussão foi conduzida a partir de uma lista de várias perguntas orientadoras abertas preparadas. Os participantes foram informados de que, durante esta sessão, seriam referidos como Participante 1, Participante 2, etc., para proteger a privacidade dos participantes nos dados registados. A discussão em grupo durou aproximadamente uma hora. Os dados gravados foram transcritos imediatamente após a sessão do grupo de discussão.

Após a transcrição dos dados, as transcrições foram examinadas e codificadas para procurar identificar frases, padrões e relações semelhantes. As frases-chave e as respostas foram categorizadas e interpretadas em termos de temas comuns. O Atlas ti 6.0, um software qualitativo, foi utilizado para armazenar e gerir as transcrições. Nas secções seguintes são apresentados excertos da discussão e das conclusões.

Moderador: Depois de rever as pontuações da Escala de Stress Percebido, observei que as pontuações variam entre a pontuação mais baixa de 17 e a pontuação mais alta de 25 (média 21). De acordo com o guia de pontuação da PSS, uma pontuação de 13 é considerada média ou normal, e uma pontuação de 20 ou superior indica que se está muito stressado. Nove ou 75% obtiveram uma pontuação igual ou superior a 20, o que sugere que os SRNAs estão muito stressados.
Qual foi a sua surpresa ao descobrir que a maioria das suas pontuações se situava no intervalo elevado?

Respostas: Três (25%) participantes disseram que não estavam surpreendidos de todo "tendo em conta as coisas" com que lidam todos os dias. O participante 1 disse: "De modo algum, tenho consciência de que estou stressado." Todos os participantes acenaram com a cabeça ou fizeram o mesmo.

Moderador (Acompanhamento): A maior parte de vós não pareceu nada surpreendida, tendo em conta as "coisas" por que passaram. Podem descrever o tipo de situações académicas e clínicas que consideram mais stressantes?

Respostas: Cinco dos 12 participantes responderam a esta pergunta. Um resumo de suas respostas inclui o seguinte: Projeto Capstone, não ter tempo suficiente para estudar anestesia, desorganização do processo capstone, aulas inúteis aos sábados e não ter tempo para estudar para os conselhos.

Moderador: Coletivamente, qual é, na sua opinião, a principal causa de stress relacionado com o facto de ser estudante?

Respostas: As respostas foram muito variadas. A maioria dos participantes considerou que a causa mais prevalecente do stress académico era a falta de tempo. As responsabilidades familiares, as finanças e a falta de comunicação foram mencionadas como outras fontes relacionadas com o stress. Ver a Tabela 6 que se segue para um resumo dos excertos das respostas.

Quadro 6

Resumo das causas do stress

Causas de stress académico para as ANRM
Falta de dinheiro, finanças
Falta de tempo para a prática clínica, o trabalho de conclusão de curso e o estudo para os exames
Prazos, clínicos vs. académicos
Restrições de tempo
Família

Quadro 6 (continuação).

A falta de tempo para realizar todo o nosso trabalho e dar o nosso melhor durante o período clínico, a carga de trabalho

Diminuição do tempo para realizar projectos/trabalhos obrigatórios

Conciliar a vida clínica e académica

A comunicação não é boa entre o programa DNP, a anestesia

departamento e alunos. Sinto que não temos qualquer apoio

Moderador: Quais são algumas das estratégias-chave que considera úteis para lidar com os factores de stress?

Respostas: Quatro (25%) dos participantes disseram que beber era uma forma de aliviar o stress. Outras formas de aliviar o stress incluem a oração, comer mais, fazer exercício, leitura recreativa e dança. Um participante disse: "Gosto de atirar em coisas", como ir à caça.

Os resultados das transcrições transcritas e analisadas produziram quatro temas principais: Gestão do tempo, factores de stress académico, factores de stress pessoal e estratégias de sobrevivência auto-aplicadas. Estes temas foram gerados a partir de semelhanças de codificação e frequências de frases recorrentes no grupo. Não ter tempo suficiente foi mencionado mais de 15 vezes durante a sessão. Isto incluiu tempo de estudo, falta de tempo para se preparar para os exames clínicos e falta de tempo para trabalhar em projectos escolares. O segundo tema centrou-se nos desafios académicos relacionados com o stress, com afirmações recorrentes como a desorganização do processo Capstone, aulas inúteis aos sábados, não ter tempo para estudar para os exames e má comunicação entre os administradores e os estudantes de enfermagem. O terceiro tema centrou-se nos desafios pessoais relacionados com o stress, tal como indicado por uma discussão sobre questões familiares e problemas financeiros pessoais. O último tema foi o das estratégias de sobrevivência auto-aplicadas. Todos (100%) os participantes expressaram que utilizavam estratégias pessoais de sobrevivência, tais como beber, ler, rezar e fazer exercício.

Em suma, o objetivo geral deste projeto de tese foi explorar e descrever as percepções de stress e os mecanismos de coping dos SRNAs. Para atingir este objetivo, o investigador abordou três questões de investigação. Os resultados foram os seguintes:

Primeira questão de investigação: Quais são os níveis de stress percebidos pelos SRNAs, medidos pelo Perceived Stress Survey (PSS)? A maioria (n=9) dos participantes obteve uma pontuação de 20 e superior, o que levou o investigador a concluir que se tratava de grupos de elevado stress. Quatro foram considerados de nível médio (19 e inferior).

Questão de investigação dois: Quais são os mecanismos de coping utilizados pelas SRNAs, medidos pelo WOC? As pontuações relativas do grupo (n=12) indicaram que a maior parte dos oito métodos de enfrentamento utilizados pelas SRNAs estavam distribuídos de forma quase igual. *A resolução planeada de problemas* foi o comportamento de coping mais frequentemente utilizado (15% das vezes), seguido do *autocontrolo* (14%), da *procura de apoio social* e *da aceitação de responsabilidades* (empatados com 13,%), *do distanciamento e da reavaliação positiva* (empatados com 12%) e da fuga e evasão (9%). Menos de 1% (0,08) utilizou *o coping de confronto,*

Questão de investigação três: Quais são as estratégias de enfrentamento que os SRNAs consideram eficazes para reduzir o stress académico e clínico? O debate do grupo de discussão indicou que a causa mais prevalecente de stress para as ANRQ era académica. A gestão do tempo foi o principal tema que se sobrepôs. Três outros temas foram os factores de stress académicos, os factores de stress pessoais e as estratégias de sobrevivência auto-aplicadas. As principais estratégias de sobrevivência auto-aplicadas utilizadas foram as pessoais, que incluíam beber, rezar, fazer exercício e ler.

RESUMO

O objetivo deste projeto de fim de curso foi explorar e descrever as percepções de 12 estudantes finalistas relativamente aos seus níveis de stress e aos seus comportamentos de gestão dos factores de stress. Os dados foram obtidos principalmente através de três fontes: Dois instrumentos de inquérito validados e fiáveis e uma discussão em grupo. Os participantes que preencheram o inquérito e participaram na discussão do grupo de discussão eram enfermeiros registados que frequentavam estudos de pós-graduação em anestesia. As questões de investigação clínica que orientaram o estudo examinaram os níveis de stress e os comportamentos de coping dos SRNAs, medidos pelos instrumentos Perceived Stress Survey (PSS) e Ways of Coping Questionnaire (WOCQ).

O Capítulo V centra-se numa discussão pormenorizada dos resultados, nas implicações para as práticas dos enfermeiros anestesistas e nas recomendações para investigação futura.

Discussão

A primeira questão de investigação examinou os níveis de stress percebidos pelos SRNAs, medidos pela PSS. Os resultados do estudo indicaram claramente que a maioria (75%) dos SRNAs se considerava muito stressada. Este facto não foi de todo surpreendente, uma vez que os investigadores anteriores aceitaram amplamente a noção de que todos os profissionais de saúde sofrem de stress até um certo grau na literatura (Cavagnaro, 1983). O stress resultante da formação dos SRNA e do programa de DNP pode ser uma fonte importante de stress psicológico para os SRNA (McDonough. 1990; Perez & Perez, 1999).

Compreender os níveis de stress dos SRNAs era realmente importante. Perez e Perez (1999) afirmaram que o stress excessivo, que ultrapassa a capacidade de adaptação do estudante, pode servir de catalisador de doenças físicas ou emocionais. Além disso, os elevados níveis de stress do estudante podem interferir no seu desempenho e afetar a aprendizagem. Consequentemente, os estudantes podem não completar os seus estudos e abandonar a escola.

A segunda questão de investigação examinou os comportamentos de coping utilizados pelas SRNAs, medidos pelo WOCQ. As pontuações relativas do grupo (n=12) indicaram que a maioria das oito formas de lidar com a situação utilizadas pelas SRNAs estavam distribuídas de forma quase igual. Os resultados indicaram que a maioria das SRNAs favoreceu *a resolução planeada de problemas* (15% das vezes), seguida do *autocontrolo* (14%), da *procura de apoio social* e *da aceitação de responsabilidades* (empatados com 13%), *do distanciamento e da reavaliação positiva* (empatados com 12%) e *da fuga-esquiva* com 9%. *O confronto* (<1%) foi o menos preferido.

Sandover, Jonas-Dwyer e Marr (2015) explicaram e definiram os métodos de coping do WOCQ, que foi utilizado para avaliar a forma como os SRNAs lidavam com os problemas na sua vida quotidiana. O WOCQ foi recomendado por Folkman e Lazarus (1988) como um instrumento de pesquisa em contextos académicos e clínicos. As oito escalas do WOCQ incluem as seguintes:

1. *Confrontative coping,* o indivíduo usa esforços agressivos ou de hostilidade para alterar a situação.
2. *Distanciamento,* são feitos esforços cognitivos para se distanciar e minimizar o significado da situação.
3. *Autocontrolo*, em que o indivíduo tenta regular os seus sentimentos e acções.
4. *Ao procurar apoio social*, o indivíduo procura apoio informativo, apoio tangível e apoio emocional.
5. *Ao aceitar a responsabilidade*, o indivíduo reconhece o seu próprio papel no problema e tenta corrigi-lo.
6. *Evitar a fuga,* pensamento positivo para escapar ou evitar o problema.
7. *Resolução planeada de problemas,* esforços deliberados centrados no problema são feitos para alterar a situação, juntamente com uma abordagem analítica para resolver o problema (Folkman & Lazarus, 1988; Sandover, Jonas-Dwyer, & Marr, 2015)
8. *Na reavaliação positiva,* são feitos esforços para criar um significado positivo, concentrando-se no crescimento pessoal. Tem também uma dimensão religiosa (Folkman &

Lazarus, 1988; Sandover, Jonas-Dwyer, & Marr, 2015).

Os resultados do grupo de discussão indicaram que os SRNAs adoptaram uma série de abordagens para os ajudar a lidar com circunstâncias stressantes. Muitos dos comportamentos de enfrentamento expressos durante o grupo de discussão foram incorporados no WOC. Quatro (25%) dos participantes afirmaram que beber era uma forma de aliviar o stress. Outras formas de aliviar o stress incluem a oração, comer mais, fazer exercício, leitura recreativa e dança. Um participante disse: "Gosto de atirar em coisas", como ir à caça. Chipas et al., (2012) argumentaram que muitos estudantes recorrem frequentemente a métodos de enfrentamento desadaptativos, como o álcool e a expressão de sentimentos inadequados. Os estudantes indicaram que as competências de sobrevivência positivas incluíam música, meditação e exercício. Os investigadores descobriram que os estudantes que praticavam atividade física diária tinham diminuído consideravelmente os níveis de stress (Chipas et al., 2012).

Limitações

As limitações são restrições num estudo de investigação que podem reduzir a generalização dos resultados (Grove, Burns, & Gray, 2013). As limitações devem ser tidas em conta ao interpretar os resultados deste projeto. Os participantes constituíram uma amostra propositadamente pequena e comparativamente homogénea no que diz respeito ao nível de coorte e aos dados geográficos. Este processo não aleatório pode afetar os resultados através de um viés de auto-seleção (Grove, Burns, & Gray, 2013). Em segundo lugar, os participantes neste estudo frequentaram o mesmo programa académico, reduzindo a generalização dos resultados. Os resultados deste estudo não refletem o corpo nacional de estudantes de anestesia.

Benefícios

A vantagem de realizar um grupo de discussão em vez de entrevistas individuais deu aos participantes a liberdade de expressar as suas opiniões num ambiente não ameaçador. Uma noção que apoia a metodologia dos grupos de discussão é que a comunicação entre pares pode ajudar a descrever as suas perspectivas de uma forma que não ocorre normalmente num diálogo individual (Grove, Burns, & Gray, 2013). Os participantes de um grupo de discussão que partilham caraterísticas homogéneas podem sentir-se mais confortáveis e menos stressados quando falam de experiências desconfortáveis (Grove, Burns, & Gray, 2013).

Direcções futuras

A investigação relativa à melhoria e ao aperfeiçoamento do enfermeiro de anestesia é sempre necessária. É necessária investigação futura que possa desenvolver este projeto de conclusão de curso. Um estudo nacional que incorpore procedimentos de amostragem aleatória para determinar se os resultados são comparativos com base numa amostra maior de participantes. Um estudo longitudinal forneceria dados sobre a forma como as percepções dos estudantes sobre o processo de doutoramento podem mudar ao longo do tempo. Pode ser realizada uma revisão sistemática para avaliar a eficácia das intervenções de redução do stress que estão em vigor nos programas de doutoramento em anestesia nos Estados Unidos.

Conclusão

O objetivo deste projeto consistiu em explorar os níveis de stress percebidos e os mecanismos de enfrentamento dos SRNAs de nível superior. A intenção era explorar estes factores de stress através da utilização dos instrumentos PSS e WOCQ. Este estudo ilustrou, sem dúvida, que os SRNAs têm níveis de stress mais elevados, o que é consistente com a literatura existente. Os factores de stress identificados neste estudo foram categorizados em quatro temas: gestão do tempo, factores de stress académicos, factores de stress pessoais e estratégias de sobrevivência auto-aplicadas. Os stressores académicos, que se sobrepõem à gestão do tempo, identificados pelos participantes incluíam a gestão ineficaz do tempo, a carga de trabalho e a falta de comunicação. Os factores de stress pessoais documentados pelos participantes incluíam a falta de tempo pessoal, as relações com a família e as restrições financeiras. Para promover uma atmosfera de aprendizagem no contexto académico e clínico, é necessário estabelecer mecanismos eficazes de gestão do tempo.

O estudo gerou inúmeras perguntas, pois serve como um começo para obter uma maior compreensão do stress e dos mecanismos de enfrentamento entre os SRNAs. Os resultados do estudo podem ter implicações para futuros e actuais SRNAs e enfermeiros administradores de anestesia. Os resultados sugerem que os enfermeiros administradores de escolas de anestesia assumam um papel ativo na implementação de técnicas/programas de coping no currículo de anestesia. Mecanismos eficazes de enfrentamento devem ser discutidos e implementados. O NAP deve considerar o estabelecimento de programas de aconselhamento sobre stress para os estudantes e incentivar a participação.

Estes programas podem, por sua vez, conduzir ao desenvolvimento de melhores práticas que podem aumentar o sucesso dos estudantes e melhorar os resultados dos doentes.

APÊNDICE A

CARTA DE INFORMAÇÃO

28 de agosto de 2015
Universidade do Sul do Mississipi
118 College Drive
Hattiesburg, MS 39406

Caro estudante de Enfermagem Anestesista Registada:

Eu, Cillora Hicks, sou candidata ao grau de Doutor em Prática de Enfermagem no Programa de Enfermagem de Anestesia da University of Southern Mississippi. Como cumprimento parcial dos requisitos para o grau, estou a realizar um projeto intitulado "*Utilização de um Grupo de Discussão para Avaliar os Níveis de Stress Percebidos e os Mecanismos de Lidar com o Stress dos Estudantes de Enfermagem Anestesiologista*". Está a ser convidado a participar num grupo de discussão concebido para identificar os factores de stress e os mecanismos de defesa dos estudantes de enfermagem anestesista registada (SRNAs) num programa de enfermagem de anestesia acreditado. Agradeceria muito a vossa ajuda na obtenção desta informação.

Esta investigação pode ajudar a facilitar a entrada dos enfermeiros nos programas de anestesia, identificando precocemente os factores de stress ou dissipando os receios que possam ter em relação ao programa de anestesia. Não existe qualquer compensação financeira pela sua participação neste projeto de investigação. Se decidir participar neste estudo, ser-lhe-á pedido que se encontre com o investigador em três momentos diferentes.

Os participantes serão convidados a encontrar-se no campus na área designada pelo investigador principal. À chegada à reunião inicial, cada participante será informado sobre o objetivo da entrevista. O investigador principal administrará dois questionários, a escala de stress percebido e o questionário sobre formas de lidar com o stress, e um formulário demográfico. A reunião inicial não deve ocupar mais de 30 minutos do seu tempo. O investigador principal recolherá os questionários e informará os participantes da data, hora e local da primeira entrevista de grupo de discussão.

Duas semanas após a reunião preliminar, os participantes voltarão a reunir-se para a entrevista inicial do grupo de discussão. Antes do início do grupo de discussão, o investigador principal apresentará a moderadora e explicará o seu papel aos participantes. O objetivo e as metas do estudo serão explicados. Durante as entrevistas, será pedido aos participantes que descrevam os factores de stress de um SRNA e os seus métodos de lidar com eles. Também lhes será pedido que pratiquem, durante duas semanas, um mecanismo saudável de enfrentamento que normalmente não utilizam. Durante a sessão seguinte do grupo de discussão, o moderador pedirá aos participantes que discutam o seu mecanismo de enfrentamento e digam se o novo mecanismo de enfrentamento teve impacto nos seus níveis de stress. No final da segunda sessão do grupo de discussão, os dois questionários serão novamente aplicados para determinar a eficácia da utilização do novo mecanismo de confronto.

As entrevistas terão uma duração máxima de 60 minutos e serão gravadas em áudio. Os dados das sessões dos grupos de discussão serão analisados e transcritos para determinar a exatidão e os temas comuns, que serão utilizados para determinar a eficácia global do mecanismo de sobrevivência.

A sua privacidade e confidencialidade são uma prioridade. Por favor, não inclua o seu nome em nenhum dos formulários. Não será identificado em nenhum relatório deste estudo. Os resultados do estudo podem ser publicados para fins científicos, mas não indicarão o seu nome nem incluirão quaisquer referências identificáveis a si. Os grupos de discussão realizar-se-ão na sexta-feira, 4 de setembro de 2015 e na sexta-feira, 11 de setembro de 2015, imediatamente a seguir às aulas de sexta-feira.

No final da entrevista, será pedido a cada participante que marque uma data para a entrevista de confirmação, que durará cerca de 10 a 15 minutos. A entrevista de confirmação dará a cada participante na investigação a oportunidade de acrescentar ou suprimir informações da entrevista inicial, se necessário.

O Conselho de Revisão Institucional (IRB) da University of Southern Mississippi, o comité de investigação e o estatístico podem analisar quaisquer registos ou dados obtidos em resultado da sua participação, por qualquer agência governamental relevante ou pela pessoa que completa este estudo, desde que esses inspectores sejam legalmente obrigados a proteger qualquer informação identificável da divulgação pública.

É livre de escolher se quer ou não participar e não há qualquer penalização se decidir não participar. Ao dar o seu consentimento, compreenda que o consentimento não lhe retira quaisquer direitos legais em caso de negligência ou falha legal de qualquer pessoa envolvida neste estudo. Se estiver interessado em participar neste estudo, ser-lhe-á pedido que preencha uma carta de consentimento antes de preencher os dois inquéritos.

Quaisquer questões que possa ter sobre este estudo serão respondidas pela Investigadora Principal, Cillora Hicks, BSN, SRNA (228) 235-4472.

Quaisquer questões que possa ter sobre os seus direitos enquanto sujeito de investigação serão respondidas por: Rowena Elliott, Ph.D. - Presidente do Comité IRB - Universidade do Sul do Mississippi.

APÊNDICE B

CARTA DE CONSENTIMENTO

COMITÉ DE REVISÃO INSTITUCIONAL

FORMULÁRIO LONGO DE CONSENTIMENTO

PROCEDIMENTOS DE CONSENTIMENTO LONGO

ORI | Office of Research Integrity

Este documento preenchido deve ser assinado por cada participante na investigação que consentir.

- As secções Informações sobre o projeto e Descrição da investigação deste formulário devem ser preenchidas pelo Investigador principal antes de submeter este formulário à aprovação do CRI.
- Devem ser fornecidas cópias assinadas do formulário longo de consentimento a todos os participantes.

Editado pela última vez em 28(agosto), 2014

Data de hoje:08/29/2015	
INFORMAÇÕES SOBRE O PROJECTO	
Título do Projeto: Utilização de um Grupo de Discussão para Avaliar os Níveis de Stress Percebidos e os Mecanismos de Lidar com o Stress dos Estudantes de Enfermagem Anestesiologista	
Investigador principal: Cillora Hicks BSN | Telefone: 2282354472 | Email: cillora.hicks@eagles.usm.edu	
Faculdade: Faculdade de Enfermagem da Universidade do Sul do Mississippi	Departamento: Enfermeira de Anestesia

DESCRIÇÃO DA INVESTIGAÇÃO

1. **Objetivo**:

O objetivo desta investigação é explorar os níveis de stress percebidos entre os estudantes de enfermagem anestesistas registados (SRNAs) da BSN-DNP; e, em segundo lugar, identificar os mecanismos de coping utilizados entre os SRNAs. Três questões de investigação serão abordadas neste estudo: (a) "Quais são as principais causas de stress enquanto SRNA?" (b) "Quais são os mecanismos de enfrentamento utilizados entre os ASRNs?" e (c) "Quais são os níveis de stress percebidos entre os ASRNs?" Níveis de stress percebidos pelos SRNAs em relação à forma como identifica o seu nível de stress.

2. **Descrição do estudo:**

Convidarei 10 SRNAs para participarem em três discussões de grupos de discussão presenciais. Se concordar em fazer parte do estudo de investigação, ser-lhe-á pedido que participe em três sessões presenciais com uma semana de intervalo. Na primeira sessão do grupo de discussão, preencherá um inquérito demográfico juntamente com dois questionários, a Escala de Stress Percebido (PSS) e o Questionário de Formas de Enfrentamento (WAYS). O inquérito demográfico irá perguntar-lhe a sua idade, sexo, raça, anos de experiência em enfermagem e estado civil. O PSS será utilizado para medir a sua perceção do stress. O PSS coloca questões sobre os seus sentimentos e pensamentos durante o último mês, sendo-lhe pedido que indique a frequência com que se sentiu ou pensou de uma determinada forma. Foi concebido para medir as situações da sua vida que são consideradas stressantes. O WAYS será utilizado para avaliar e identificar os pensamentos e as acções que utiliza para fazer face às situações de stress da vida quotidiana. A primeira sessão do grupo de discussão não demorará mais de uma hora. A segunda sessão do grupo de discussão terá lugar na semana seguinte. Na segunda sessão do grupo de discussão, ser-lhe-á pedido que fale sobre as coisas que causam stress e as coisas que faz para lidar com o stress. Um membro da equipa de investigação ajudará a orientar a discussão do grupo de discussão. Ser-lhe-á também pedido que pratique um mecanismo saudável de lidar com o stress que não utiliza habitualmente durante uma semana. A segunda sessão do grupo de discussão não durará mais de uma hora. Durante a última sessão do grupo de discussão, ser-lhe-á pedido que discuta o mecanismo de resposta que utilizou e que diga se o novo mecanismo de resposta afectou o seu nível de stress. No final da segunda sessão do grupo de discussão, os questionários PSS e WAYS serão novamente aplicados. Cada sessão de grupo de discussão não durará mais de uma hora. O tempo dedicado a este estudo é de três horas no total. Para proteger a privacidade dos membros do grupo de discussão, todas as transcrições serão codificadas com números. Os investigadores pedem que não discuta nenhuma das informações contidas nos questionários ou durante as discussões dos grupos de discussão. Com a vossa autorização, irei gravar em áudio cada sessão do grupo de discussão, de modo a tornar

garantir que todas as informações são registadas com exatidão. Também tomarei notas. A sua identidade não será revelada a ninguém que ouça a gravação de áudio. Todos os procedimentos do estudo terão lugar numa sala de conferências situada na University of Southern Mississippi College of Nursing. Pode interromper a sua participação em qualquer altura e por qualquer motivo.

3. **Benefícios:**

Ao participar neste estudo, poderá adotar um novo mecanismo de gestão para melhorar a sua vida. As informações que fornecer poderão ajudar os enfermeiros administradores de anestesia a compreender melhor os factores de stress e os mecanismos de sobrevivência dos estudantes de enfermagem anestesista. Não existe o potencial de lesão médica. Não serão dados quaisquer incentivos, tais como presentes, rifas, pagamentos em dinheiro ou créditos extra pela sua participação.

4. **Riscos:**

Se não se sentir à vontade com as perguntas ou os temas abordados, pode não responder ou passar à pergunta seguinte. Em qualquer altura durante a entrevista, se se sentir desconfortável, diga ao entrevistador para fazer uma pausa ou parar a entrevista.

5. **Confidencialidade:**

Todas as informações fornecidas durante o estudo serão registadas de forma a que a identidade seja confidencial e só serão divulgadas com a sua autorização ou conforme exigido por lei. Nos formulários de consentimento, nas cassetes e nas transcrições, serão utilizados códigos numéricos em vez de nomes para registar as informações, e estes materiais serão guardados de forma segura num armário de arquivo fechado no gabinete do professor orientador. O seu nome e qualquer outro facto que possa apontar para si não aparecerão quando os resultados deste estudo forem apresentados ou publicados. Todos os dados introduzidos nos computadores serão protegidos por palavra-passe. A identidade dos participantes não será revelada e as informações sobre o estudo serão comunicadas apenas em forma de grupo. Será mantido um livro de códigos com os formulários de recolha de dados, tudo para manter a confidencialidade. Todos os dados serão transcritos e destruídos; não será mantida qualquer ligação que possa relacionar a sua identidade com as suas respostas. As gravações serão acessíveis apenas à equipa de investigação e serão destruídas após a conclusão da análise dos dados. Todos os dados serão conservados durante três anos após a conclusão do estudo e depois destruídos.

6. **Procedimentos alternativos:**

A participação neste estudo é voluntária. Se, em qualquer altura e por qualquer motivo, preferir não participar neste estudo, não hesite em fazê-lo. Se, em qualquer altura, quiser deixar de participar, informe imediatamente um membro da equipa de investigação. Podemos fazer uma pausa, parar e continuar numa data posterior, ou parar completamente. Pode retirar-se deste estudo em qualquer altura e não será penalizado de forma alguma por decidir interromper a sua participação. Se decidir retirar-se deste estudo, o investigador perguntar-lhe-á se as informações já recolhidas podem ser utilizadas.

7. **Garantia do Participante:**

Este projeto foi revisto pelo Conselho de Revisão Institucional, que assegura que os projectos de investigação que envolvem sujeitos humanos seguem os regulamentos federais.
Quaisquer questões ou preocupações sobre os direitos de um participante na investigação devem ser dirigidas ao Presidente do IRB através do número 601-266-5997. A participação neste projeto é totalmente voluntária e os participantes podem retirar-se deste estudo em qualquer altura sem penalização, prejuízo ou perda de benefícios.
Quaisquer questões sobre a investigação devem ser dirigidas ao Investigador Principal utilizando as informações de contacto fornecidas na secção Informações sobre o projeto acima.

CONSENTIMENTO PARA PARTICIPAR NA INVESTIGAÇÃO

Nome do participante: __

Dou o meu consentimento para participar neste projeto de investigação. Foram-me explicados todos os procedimentos e/ou investigações a seguir e o seu objetivo, incluindo quaisquer procedimentos experimentais. Foram-me dadas informações sobre todos os benefícios, riscos, inconvenientes ou desconfortos que poderiam ser esperados.

Foi dada a oportunidade de fazer perguntas sobre a investigação e os procedimentos. A participação no projeto é totalmente voluntária e os participantes podem desistir em qualquer altura sem penalização, prejuízo ou perda de benefícios. Todas as informações pessoais são estritamente confidenciais e nenhum nome será divulgado. Qualquer nova informação que surja durante o projeto será fornecida se essa informação puder afetar a vontade de continuar a participar no projeto.

As questões relativas à investigação, em qualquer altura durante ou após o projeto, devem ser dirigidas ao Investigador Principal através das informações de contacto fornecidas acima. Este projeto e este formulário de consentimento foram revistos pelo Conselho de Revisão Institucional, que assegura que os projectos de investigação que envolvem sujeitos humanos seguem os regulamentos federais. Quaisquer questões ou preocupações sobre os direitos de um participante na investigação devem ser dirigidas ao Presidente do Conselho de Revisão Institucional, The University of Southern Mississippi, 118 College Drive #5147, Hattiesburg, MS 39406-0001, (601) 266-5997.

Participante na investigação **Pessoa que explica o estudo**

Data **Data**

APÊNDICE C

JARDIM MENTAL

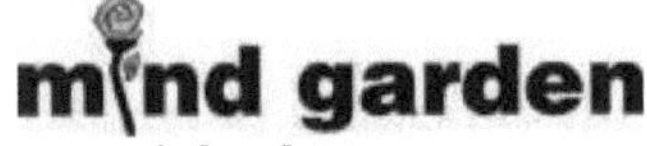

www.mindgarden.com

A quem possa interessar,

Esta carta tem por objetivo autorizar a pessoa acima mencionada a utilizar o seguinte material protegido por direitos de autor para a sua tese ou dissertação de investigação:

Instrumento: ***Questionário sobre formas de lidar com a situação***

Autores: ***Susan Folkman, Ph.D. e Richard S. Lazarus, Ph.D.***

Copyright: ***1988 por Consulting Psychologists Press, Inc.***

Podem ser reproduzidos cinco exemplos de itens deste instrumento para inclusão numa proposta, tese ou dissertação.

A totalidade do instrumento não pode ser incluída ou reproduzida em qualquer altura em qualquer outro material publicado.

Com os melhores cumprimentos,

Robert Most
Mind Garden, Inc.
www.mindgarden.com

Questionário sobre formas de lidar com a situação

Instrumento e guia de pontuação

Susan Folkman, Ph.D.

Richard S. Lazarus, Ph.D.

Distribuído por Mind Garden, Inc.

info@mindgarden.com

www.mindgarden.com

NOTA IMPORTANTE PARA O TITULAR DA LICENÇA

Fornecer as seguintes informações:

Nome:_______________________________ Data: ________________

Mês / Dia / Ano

Número de identificação (facultativo):_ Sexo (círculo): **M F** Idade: ___

Estado civil (assinalar):❑ Solteiro❑ Casado❑ Viúvo❑ Separado/Divorciado

PARA O CONSELHEIRO

Preencha o seu endereço institucional abaixo:

Nome/instituição:

Endereço

Instruções

Para responder às afirmações deste questionário, deve ter em mente uma situação de stress específica. Reserve alguns momentos para pensar na situação mais stressante que viveu *na última semana.*

Por "stressante" entendemos uma situação que foi difícil ou perturbadora para si, quer porque se sentiu angustiado com o que aconteceu, quer porque teve de fazer um esforço considerável para lidar com a situação. A situação pode ter envolvido a sua família, o seu trabalho, os seus amigos ou outra coisa importante para si. Antes de responder às afirmações, pense nos detalhes desta situação stressante, como por exemplo, onde aconteceu, quem esteve envolvido, como agiu e porque é que foi importante para si. Embora possa ainda estar envolvido na situação, ou esta possa já ter acontecido, deve ser a situação mais stressante que viveu durante a semana.

Ao responder a cada uma das afirmações, tenha em mente esta situação de stress. **Leia atentamente cada afirmação e indique, assinalando com um círculo 0, 1, 2 ou 3, em que medida a utilizou nessa situação.**

Chave: **0** = Não se aplica ou não é utilizado **1** = Utilizado um pouco
2 = Utilizado bastante **3** = Muito utilizado

Tente responder a todas as perguntas.

0 **= 1 = Utilizado um pouco 2 = Utilizado bastante** **3 = Muito utilizado**

1. Concentrei-me apenas no que tinha de fazer a seguir - o próximo passo.. ... 0 **1 2 3**

2. Tentei analisar o problema para o compreender melhor................. ... 0 **1 2 3**

3. Voltei-me para o trabalho ou para outra atividade para me distrair 0 **1 2 3**

4. Senti que o tempo teria feito a diferença - a única coisa a fazer era esperar ... 0 1 2 3

5. Negociei ou fiz um compromisso para obter algo positivo da situação ... 0 1 2 3

6. Fiz algo que não pensei que fosse resultar, mas pelo menos estava a fazer alguma coisa ... 0 1 2 3

7. Tentei fazer com que a pessoa responsável mudasse de ideias ... 0 1 2 3

8. Falei com uma pessoa para saber mais sobre a situação ... 0 1 2 3

9. Critiquei-me ou dei lições a mim próprio ... 0 1 2 3

10. Tentei não queimar as minhas pontes, mas deixar as coisas um pouco em aberto ... 0 1 2 3

11. Esperei por um milagre ... 0 1 2 3

12. Segui o destino; às vezes tenho azar ... 0 1 2 3

13. Continuei como se nada tivesse acontecido ... 0 1 2 3

14. Tentei guardar os meus sentimentos para mim próprio ... 0 1 2 3

15. Procurei o lado positivo, por assim dizer; Tentei ver o lado positivo das coisas ... 0 1 2 3

16. Dormi mais do que o habitual ... 0 1 2 3

17. Expressei a minha raiva à(s) pessoa(s) que causou(aram) o problema... ... 0 **1** **2** **3**

18. Aceitei a simpatia e a compreensão de alguém... ... 0 **1** **2** **3**

19. Disse a mim próprio coisas que me ajudaram a sentir-me melhor... ... 0 **1** **2** **3**

20. Inspirei-me para fazer algo criativo em relação a este problema... ... 0 **1** **2** **3**

21. Tentei esquecer tudo isto... ... 0 **1** **2** **3**

22. Procurei ajuda profissional... ... 0 **1** **2** **3**

Passar para a página seguinte

0 = Não se aplica ou não é utilizado 1 = Utilizado um pouco 2 = Utilizado bastante 3 = Utilizado muito

23. Mudei ou cresci como pessoa... .... 0 **1** **2** **3**

24. Esperei para ver o que aconteceria antes de fazer qualquer coisa... .... 0 **1** **2** **3**

25. Pedi desculpa ou fiz algo para compensar... .... 0 **1** **2** **3**

26. Elaborei um plano de ação e segui-o... .... 0 **1** **2** **3**

27. Aceitei a melhor coisa que se aproximava do que eu queria... .... 0 **1** **2** **3**

28. Deixei os meus sentimentos sair de alguma forma... .... 0 **1** **2** **3**

29. Apercebi-me de que tinha sido eu a provocar o problema... .... 0 **1** **2** **3**

30. Saí da experiência melhor do que quando entrei... .... 0 **1** **2** **3**

31. Falei com alguém que podia fazer algo de concreto para resolver o problema... .... 0 **1** **2** **3**

32. Tentei afastar-me do problema durante algum tempo, descansando ou tirando férias 0 1 2 3

33. Tentei fazer-me sentir melhor comendo, bebendo, fumando, consumindo drogas ou medicamentos, etc 0 1 2 3

34. Corri um grande risco ou fiz algo muito arriscado para resolver o problema 0 1 2 3

35. Tentei não agir demasiado depressa ou seguir o meu primeiro palpite 0 1 2 3

36. Encontrei uma nova fé 0 1 2 3

37. Mantive o meu orgulho e a minha cabeça dura 0 1 2 3

38. Redescobri o que é importante na vida 0 1 2 3

39. Mudei uma coisa para que tudo corresse bem 0 1 2 3

40. Geralmente evitava estar com pessoas 0 1 2 3

41. Não deixei que isso me afectasse; recusei-me a pensar muito nisso 0 1 2 3

42. Pedi conselhos a um familiar ou amigo que respeitava 0 1 2 3

43. Evitei que os outros soubessem como as coisas eram más 0 1 2 3

44. Não fiz caso da situação; recusei-me a levar o assunto demasiado a sério 0 1 2 3

Passar para a página seguinte

0 = Não se aplica ou não é utilizado 1 = Utilizado um pouco 2 = Utilizado bastante 3 = Utilizado muito

45. Falei com alguém sobre como me estava a sentir 0 1 2 3

46. Mantive a minha posição e lutei pelo que queria 0 1 2 3

47. Descarreguei nas outras pessoas 0 1 2 3

48.	Recorri às minhas experiências passadas; já tinha estado numa situação semelhante	 0	1	2	3
49.	Eu sabia o que tinha de ser feito, por isso redobrei os meus esforços para que as coisas funcionassem	 0	1	2	3
50.	Recusei-me a acreditar que isso tivesse acontecido	 0	1	2	3
51.	Prometi a mim próprio que, da próxima vez, as coisas seriam diferentes	 0	1	2	3
52.	Encontrei algumas soluções diferentes para o problema	 0	1	2	3
53.	Aceitei a situação, pois nada podia ser feito	 0	1	2	3
54.	Tentei evitar que o meu sentimento em relação ao problema interferisse com outras coisas	 0	1	2	3
55.	Desejava poder mudar o que tinha acontecido ou como me sentia	 0	1	2	3
56.	Mudei algo em mim	 0	1	2	3
57.	Sonhei acordado ou imaginei um tempo ou lugar melhor do que aquele em que me encontrava	 0	1	2	3
58.	Desejei que a situação desaparecesse ou que, de alguma forma, fosse ultrapassada	 0	1	2	3
59.	Tinha fantasias ou desejos sobre o que poderia acontecer	 0	1	2	3
60.	Eu rezei	 0	1	2	3
61.	Preparei-me para o pior	 0	1	2	3
62.	Pensei no que iria dizer ou fazer	 0	1	2	3
63.	Pensei na forma como uma pessoa que admiro lidaria com esta situação e utilizei-a como modelo	 0	1	2	3

64	Tentei ver as coisas do ponto de vista da outra pessoa.....................	0	1	2	3
65.	Lembrei-me de como as coisas podiam ser piores.............................	0	1	2	3
66.	Corri ou fiz exercício...	0	1	2	3

Parar aqui.

Pontuação do Questionário sobre Formas de Enfrentamento

Pontuações brutas

Para pontuar o Questionário sobre Formas de Enfrentamento, adicione a pontuação bruta de cada item da escala para obter uma pontuação total. Há quatro respostas possíveis: 0, 1, 2 e 3. Estes são também os pesos que devem ser utilizados para obter a pontuação bruta. Note que nem todos os 66 itens são escalados.

# Número de itens	Item da escala	Escala
6..........	......6, 7, 17, 28, 34, 46	.... Enfrentamento de Confronto
6	...... 12, 13, 15, 21, 41, 44	.... Distanciamento
7	......10, 14, 35, 43, 54, 62, 63............	.... Auto-controlo
6	......8, 18, 22, 31, 42, 45	.... Procurar apoio social
4	......9, 25, 29, 51	.... Aceitar a responsabilidade
8	...... 11, 16, 33, 40, 47, 50, 58, 59	.... Fuga - Evasão
6	......1, 26, 39, 48, 49, 52	.... Resolução de problemas de forma planeada
7..........	......20, 23, 30, 36, 38, 56, 60	..... Reavaliação positiva

As pontuações brutas descrevem o esforço de lidar com cada um dos oito tipos de enfrentamento. Pontuações brutas elevadas indicam que a pessoa utilizou frequentemente os comportamentos descritos por essa escala para lidar com o acontecimento stressante.

Pontuações relativas

As pontuações relativas descrevem a proporção do esforço representado por cada tipo de enfrentamento e são expressas como uma percentagem que varia de 0 a 100. Uma pontuação relativa elevada numa escala significa que a pessoa utilizou esses comportamentos de confronto com mais frequência do que utilizou outros comportamentos.

Para calcular as pontuações relativas:

1. Calcule a resposta média por escala, dividindo a pontuação bruta total pelo número de itens da escala. Por

exemplo, se a pontuação bruta para Enfrentamento de Conflitos for 15, então a resposta média é 2,5 porque há 6 itens nesta escala.

2. Somar as respostas médias por escala em todas as escalas. Por exemplo, pegue as oito médias derivadas de 1 acima e some-as.
3. Divida a pontuação média para cada escala (de 1) pela soma das médias (de 2 acima) para todas as 8 escalas. Este valor é a pontuação relativa para a escala.

Para apêndices de dissertações e teses:

Não pode incluir um instrumento completo na sua tese ou dissertação, mas pode utilizar até cinco itens de amostra. Os comités académicos compreendem os requisitos dos direitos de autor e ficam satisfeitos com os itens de amostra para apêndices e tabelas. Para os clientes que necessitem de autorização para reproduzir cinco itens de amostra numa proposta, tese ou dissertação, a página seguinte inclui o formulário de autorização e as informações de referência necessárias para satisfazer os requisitos de um comité académico.

Colocar os instrumentos do Mind Garden na Web:

Se a sua investigação utilizar um formulário Web, terá de cumprir os requisitos da Mind Garden, seguindo o procedimento descrito em http://www.mindgarden.Com/how.htm#instrumentweb.

Todas as outras reproduções especiais:

Para quaisquer outros fins especiais que exijam autorizações de reprodução deste instrumento, contactar .info@mindgarden.com

APÊNDICE D

AUTORIZAÇÃO PARA A ESCALA DE PERCEPÇÃO DE STRESS

June 20, 2015

Sheldon Cohen, Ph.D.
Department of Psychology
Carnegie Mellon University
5000 Forbes Avenue
Pittsburg, PA 15213

Dear Dr. Cohen,

I, Cillora Hicks am a doctoral student at The University of Southern Mississippi. I am writing my capstone project entitled, "Utilization of a Focus Group to Evaluate the Perceived Stress Levels and Coping Mechanisms of Student Registered Nurse Anesthetists" under the direction my capstone committee chaired by Dr. Rowena Elliott.

I would like your permission to use the Perceived Stress Scale in my research study. I would like to use and print your survey under the following conditions:

- I will use this survey only for my research study and will not sell or use it with any compensated or curriculum development activities.
- I will include the copyright statement on all copies of the instrument.

If these are acceptable terms and conditions, please indicate so by signing one copy of this letter and returning it to me in the stamped envelope provided. If you have any questions or concerns, please feel free to email (Cillora.hicks@eagles.usm.edu) or call (228-235-4472) me at your convenience.

Sincerely,

Cillora Hicks
Doctoral Candidate

Signature

APÊNDICE E
COHEN STRESS PERCEBIDO

COHEN STRESS PERCEBIDO

As perguntas que se seguem referem-se aos seus sentimentos e pensamentos durante O ÚLTIMO MÊS. Em cada pergunta, ser-lhe-á perguntado QUANTAS VEZES se sentiu ou pensou de uma determinada forma. Embora algumas das perguntas sejam semelhantes, existem pequenas diferenças entre elas e deve tratar cada uma como uma pergunta separada. A melhor abordagem é responder de forma rápida. Ou seja, não tente contar o número exato de vezes que se sentiu de uma determinada maneira, mas diga-me a resposta que, em geral, lhe parece a melhor.

Para cada afirmação, diga-me se já teve estes pensamentos ou sentimentos: nunca, quase nunca, às vezes, com alguma frequência ou muito frequentemente. (Ler todas as opções de resposta de cada vez)

	Nunca	Quase Nunca	Por vezes	Com alguma frequência	Muito frequentemente

B.1. No último mês, com que frequência ficou aborrecido(a) por causa de algo que aconteceu inesperadamente?	0	1	2	3	4
B.2. No último mês, com que frequência se sentiu incapaz de controlar as coisas importantes da sua vida?	0	1	2	3	4
B.3. No último mês, com que frequência se sentiu nervoso ou stressado?	0	1	2	3	4
B.4. No mês passado, com que frequência se sentiu confiante quanto à sua capacidade de lidar com problemas pessoais?	0	1	2	3	4
B.5. No último mês, com que frequência sentiu que as coisas estavam a correr como queria?	0	1	2	3	4
B.6. No último mês, com que frequência se sentiu incapaz de lidar com todas as coisas que tinha de fazer?	0	1	2	3	4
B.7. No último mês, com que frequência conseguiu controlar as irritações na sua vida?	0	1	2	3	4
B.8. No último mês, com que frequência sentiu que estava a par de tudo?	0	1	2	3	4

B.9. No último mês, com que frequência ficou zangado(a) por causa de coisas que aconteceram e que estavam fora do seu controlo?	0	1	2	3	4
B.10. No último mês, com que frequência sentiu que as dificuldades se acumulavam de tal forma que não as conseguia ultrapassar?	0	1	2	3	4

Pontuação da Escala de Stress Percebido

Cada item é classificado numa escala de 5 pontos que vai de nunca (0) a quase sempre (4). Os itens com palavras positivas são pontuados de forma inversa e as classificações são somadas, sendo que pontuações mais elevadas indicam maior perceção de stress.

As pontuações do PSS-10 são obtidas invertendo as pontuações dos quatro itens positivos: Por exemplo, 0=4, 1=3, 2=2, etc. e, em seguida, somando todos os 10 itens.

Os itens 4, 5, 7 e 8 são os itens com afirmações positivas.

O seu nível de stress percebido foi

As pontuações à volta de 13 são consideradas médias. Na nossa própria investigação, descobrimos que os grupos de elevado stress têm normalmente uma pontuação de stress de cerca de 20 pontos. Pontuações de 20 ou mais são consideradas de stress elevado e, se se encontrar neste intervalo, pode considerar a aprendizagem de novas técnicas de redução do stress, bem como aumentar o seu exercício para, pelo menos, três vezes por semana. O stress psicológico elevado está associado a hipertensão arterial, IMC mais elevado, maior relação cintura/quadril, menor comprimento dos telómeros, níveis mais elevados de cortisol, supressão da função imunitária, diminuição do sono e aumento do consumo de álcool. Todos estes são factores de risco importantes para as doenças cardiovasculares.

ACÇÃO DO COMITÉ DO IRB

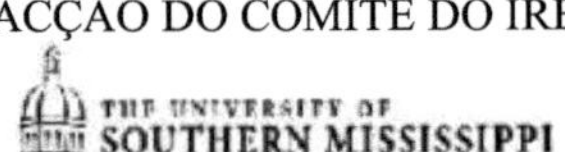

COMITÉ DE REVISÃO INSTITUCIONAL

118 College Drive #5147 Hattiesburg, MS 39406-0001

Telefone: 601 266 59971 Fax: 60L266.4377 wTra usm.eduresearchuisntinitml renew board

AVISO DE ACÇÃO DA COMISSÃO

O projeto foi revisto pelo Conselho de Revisão Institucional da Universidade do Sul do Mississippi, de acordo com os regulamentos da Administração Federal de Medicamentos (21 CFR 26,111), do Departamento de Saúde e Serviços Humanos (45 CFR Parte 46) e das diretrizes da universidade, para garantir a adesão aos seguintes critérios:

- Os riscos para os sujeitos são minimizados.
- Os riscos para os sujeitos são razoáveis em relação aos benefícios previstos.
- A seleção das matérias é equitativa.
- O consentimento informado é adequado e devidamente documentado.
- Se for caso disso, o plano de investigação prevê disposições adequadas para o controlo dos dados recolhidos, a fim de garantir a segurança dos participantes.
- Se for caso disso, existem disposições adequadas para proteger a privacidade das pessoas e manter a confidencialidade de todos os dados.
- Foram incluídas salvaguardas adicionais adequadas para proteger os indivíduos vulneráveis.
- Quaisquer problemas imprevistos, graves ou contínuos que se verifiquem relativamente aos riscos para os participantes devem ser comunicados imediatamente,

mas o mais tardar 10 dias após o acontecimento. Esta informação deve ser comunicada ao Gabinete do CRI através do "Formulário de Comunicação de Efeitos Adversos".

- Se for aprovado, o período máximo de aprovação é limitado a doze meses. Os projectos que ultrapassem este período devem apresentar um pedido de renovação ou de continuação.

NÚMERO DE PROTOCOLO: 15060101
TÍTULO DO PROJETO: Utilização de um grupo de discussão para avaliar os níveis de stress percebidos e o enfrentamento
Mecanismos dos estudantes de enfermagem anetetista registada (SRNA)
TIPO DE PROJECTO: Novo projeto
INVESTIGADOR(ES): Cillora Hicks
COLÉGIO/DEMISSÃO: Faculdade de Enfermagem
DEPARTAMENTO: Prática Avançada/Enfermeira de Anestesia
AGÊNCIA DE FINANCIAMENTO/PATROCINADOR: №A
ACÇÃO DO COMITÉ DO IRB: Aprovação da revisão acelerada
PERÍODO DE APROVAÇÃO: 18/08/2015 a 17/08/2016
Lawrence A. Hosman, Ph.D.
Conselho de Revisão Institucional

APÊNDICE G
DNP ESSENCIAIS

Fundamentos do DNP	Implicações clínicas
DNP Essentials I - Científico Fundamentos para a prática	• Integrar o Modelo de Stress e Coping como quadro teórico • Incorporar o conceito de bem-estar para aumentar a sensibilização e promover a transferência de conhecimentos
DNP Essentials II - Organização e Liderança de sistemas para a qualidade Melhoria e pensamento sistémico	• Colaborar com a administração de anestesia para incorporar mecanismos eficazes de lidar com a situação no currículo de anestesia • Realização de um grupo de discussão com estudantes de anestesia para identificar os factores de stress percebidos e os mecanismos eficazes para lidar com eles
DNP Essentials III - Estudos clínicos e métodos analíticos para uma prática baseada em provas	• Recomendação de estratégias a incorporar na prática da anestesia para melhorar os resultados dos futuros estudantes de anestesia • Avaliar os dados para melhorar os resultados dos doentes e dos estudantes
DNP Essentials IV - Sistemas ou tecnologia de informação e tecnologia de cuidados aos doentes para a melhoria e transformação dos cuidados de saúde	• Conclusão do curso de formação CITI • Análise de dados com SPSS, Microsoft Excel

DNP Essentials V - Política de cuidados de saúde para a defesa de interesses nos cuidados de saúde	• Membro estudante ativo da American Association of Nurse Anesthetists (AANA) • Membro estudante ativo da Associação de Enfermeiros Anestesistas do Mississipi (MANA)
DNP Essentials VI - Interprofissional	- Incorporação de um comité interdisciplinar de conclusão de curso de profissionais de DNP e Anestesia
colaboração para melhorar os resultados de saúde dos doentes e da população	- • Criação de um comité Capstone e de um presidente • Colaborei com o meu comité do trabalho de conclusão de curso como especialistas em clínica/investigação
DNP Essentials VII - Prevenção clínica e saúde da população para melhorar a saúde da nação	• Realização de investigação qualitativa para promover o bem-estar positivo e reduzir o stress dos SRNA • Utilizou a bioestatística e a epidemiologia na análise, transcrição e processamento de dados
DNP Essentials VIII - Prática avançada de enfermagem	• Intervenções recomendadas com base em provas para reduzir o stress • Educar e orientar os alunos através de uma entrevista de grupo de discussão

APÊNDICE H
QUADRO DE REVISÃO DA LITERATURA

Autor(es) & Data	**Objetivo ou pergunta(s) de investigação**	**Conceção da investigação**	**Amostragem Método e dimensão**	**Chave Conclusões**	**Resultados**
Chipas, A. & McKenna, D. (2011)	Este artigo determinou os níveis de stress e as suas manifestações físicas entre Enfermeiros Anestesistas Certificados (CRNAs) e estudantes de enfermagem anestesista.	Quantitativo	Foi realizado um questionário multifatorial através de um inquérito (www.SurveyMonkey.com) enviado a aproximadamente 28.000 CRNAs e SRNAs. Foram 7.537 os inquiridos, ou seja, 26,9% de todos os prestadores de serviços de anestesia elegíveis.	Burnout, stress, factores de stress, sintomas	Este estudo concluiu que os profissionais de anestesia estão sujeitos a um stress considerável e procuram ajuda de diversas formas.

Chipas, Cordrey, Floyd, Grubbs, Miller, & Tyre (2012)	Este artigo explorou os factores de stress dos SRNAs com o objetivo de identificar tendências nos mecanismos de enfrentamento.	Qualitativo	Foi desenvolvido um questionário em linha (www.SurveyMonkey.com) composto por 54 perguntas para avaliar os níveis de stress entre os SRNA. O estudo produziu uma amostra de 1 2882 participantes de SRNA.	Enfrentar, depressão, stress, estudante de enfermagem anestesista, suicídio	A análise revelou relações significativas entre o stress auto-relatado e os resultados negativos. Este estudo indica que os SRNA têm um nível de stress mais elevado do que os profissionais
Phillips, J. K. (2010)	As questões iniciais de investigação para este estudo foram as seguintes A partir das respostas dos licenciados	Qualitativo	Os dados foram recolhidos através de entrevistas individuais a 12 enfermeiros de anestesia recentes	Stress dos estudantes de pós-graduação, teoria fundamentada, enfermeiro	Esta exploração do stress e das formas de lidar com o SRNA conduziu a três fases de desenvolvimento
	Na sua perspetiva, quais foram os factores de stress com que se depararam durante o seu programa de enfermagem de anestesia? E como conseguiram lidar com esses factores de stress para se formarem no programa?		licenciados, de 5 programas de enfermagem de anestesia diferentes, que tinham saído da escola há menos de 2 anos.	anestesia e stress, stress e enfrentamento, estudante enfermeiro anestesista t	os alunos progrediram no seu programa. As fases são a transição para o programa, a finalização do percurso e a transição para o programa de saída.
Perez, E. C. & Perez, I. C. (1999)	Este artigo examinou a perceção do stress dos enfermeiros anestesistas, explorou a presença e a utilização de programas de gestão do stress e as políticas de porta aberta existentes nas escolas de enfermagem de anestesia.	Quantitativo	Um questionário desenvolvido pelo autor avaliou os programas de gerenciamento de estresse e as políticas de portas abertas dos programas de enfermagem em anestesia. O estudo pesquisou todos os 2.200 estudantes de enfermagem em anestesia do país, com uma taxa de resposta de 68,4% (1.504).	Ansiedade, estudante de enfermagem de anestesia, stress, gestão do stress, ansiedade do estudante	Os resultados indicaram que existe um elevado nível de stress entre os estudantes de enfermagem de anestesia e que deve ser implementada uma grande procura de iniciativas eficazes e acessíveis de gestão do stress como parte da formação de enfermeiros de anestesia.

Elisha, S. & Rutledge, D. N. (2011)	Este artigo resume as experiências e atitudes dos SRNAs em relação à instrução clínica.	Quantitativo	Este estudo descritivo utilizou um método de inquérito transversal com uma amostra selecionada aleatoriamente de membros de SRNAs da base de dados da AANA. Um total de 2.673 SRNAs foram	Educação clínica, desenvolvimento do educador clínico, aprendizagem clínica, ensino superior de enfermagem	O abuso verbal foi relatado por quase 70% dos participantes da SRNA. As SRNAs relataram que os seus preceptores de CRNA serviram, na maioria das vezes, como modelos positivos. Esses

			convidados por correio eletrónico a responder a um questionário em linha com 54 itens; Participaram 696 SRNAs.		Os SRNAs consideraram que os preceptores, os casos únicos, a leitura e as palestras clínicas são mais úteis para a sua aprendizagem clínica em comparação com os grand rounds, os cirurgiões e os residentes de anestesiologia.
Makrides, L., Veinot, P., Richard, J., McKee, E., & Gallivan, T. (1998)	O objetivo deste artigo foi avaliar as necessidades de saúde cardiovascular dos estudantes universitários através da utilização de um grupo de discussão.	Qualitativo	Este estudo de métodos mistos utilizou um grupo de discussão e um inquérito para examinar a perceção dos factores de stress e os comportamentos de atividade física de 1100 estudantes universitários.	Gestão do stress, alternativas alimentares saudáveis, exercício físico	Os resultados revelaram uma diminuição da quantidade de actividades de exercício físico entre os estudantes universitários e uma baixa percentagem de ingestão de frutas e legumes, de acordo com um inquérito administrado. Este estudo mostrou que se justificam iniciativas de saúde para os estudantes universitários, a fim de diminuir a incidência da obesidade e de outros problemas relacionados com a saúde.

Cavagnaro, M. A. (1983)	Este artigo explorou o stress visto por CRNAs e RNs que trabalharam em cuidados críticos	Quantitativo	Foram distribuídos 118 questionários ao grupo da CRNA e 100 inquéritos ao grupo da	Factores de stress, satisfação no trabalho, lidar com o stress,	Os resultados do questionário revelaram que os assistentes de enfermagem e os enfermeiros estão muito stressados e que devem ser tomadas medidas preventivas

	unidades.		grupo de enfermeiros de cuidados intensivos. Os inquéritos foram devolvidos a 70% de ambos os grupos. Os inquéritos preenchidos foram objeto de uma amostragem aleatória para selecionar os dois grupos a utilizar para comparação.	Stress da CRNA	para aliviar as situações de stress que ocorrem nos serviços de anestesia.
Kless, J. R. (1989)	Este estudo explorou a utilização da intervenção do corpo docente através da implementação de um grupo de apoio aos estudantes.	Qualitativo	Foi selecionado um grupo experimental para se reunir de duas em duas semanas, ao longo de um semestre, para discutir o stress dos estudantes.	Stress, mecanismos de luta, grupo de apoio aos estudantes	Os resultados revelaram que a utilização de um grupo de apoio aos estudantes teve efeitos positivos na redução dos níveis de stress entre os SRNAs na identificação dos factores de stress e na diminuição da tensão.
Wildgust, B. M. (1986)	Este estudo explorou a identificação de potenciais factores de stress, as manifestações de stress e a necessidade de reconhecer e ajudar o estudante a lidar com o stress de uma forma positiva.	Qualitativo	Oito estudantes do primeiro ano e dez estudantes do último ano que estavam inscritos num programa de anestesia de dois anos foram inquiridos em dois grupos separados para identificar as principais fontes de stress.	Stress, mecanismos de confronto, eustress, distress	Os resultados deste estudo mostraram que os dois mecanismos mais importantes para os professores e os estudantes eram o sentido de humor e um sistema de apoio.
McDonoug h, J. P. (1990)	O objetivo da investigação era explorar factores relacionados com a personalidade e as tendências para a dependência que	Quantitativo	Dos 150 estudantes de licenciatura em enfermagem que participaram neste estudo, os que se especializaram em anestesia constituíram o grupo de estudo	Vício, anestesia, estudantes licenciados em enfermagem,	Os resultados revelaram que os indivíduos anestesiados apresentaram uma pontuação média mais elevada para a excitação

	pode predispor enfermeiros anestesistas ao abuso de substâncias também.		enquanto os licenciados em enfermagem geral constituíam o grupo de controlo.	abuso de substâncias	e um maior número de pontuações MacAndrew positivas. Os resultados mostraram que os indivíduos com pontuações MacAndrew positivas tinham pontuações de procura de excitação mais elevadas.
Krantz, D. S., Whittaker, K. S., & Sheps, D. S. (2011)	Este estudo explorou a associação entre o stress psicológico e as doenças.	Observação al	Foram localizados estudos em jornais revistos por pares sobre os efeitos do stress e a sua associação com a depressão, as doenças cardiovasculares (DCV) e o VIH/SIDA.	Educação em enfermagem , stress, riscos de doença	As provas demonstraram que o stress é um fator comum associado a doenças, mas não demonstraram uma relação subjacente.
Tuck, I., & Thinganjan am W. (2007)	Este estudo apresentou uma análise da espiritualidade em adultos saudáveis e adultos que vivem com o VIH.	Qualitativo	Foi feita uma análise comparativa entre 75 adultos saudáveis e 75 adultos que vivem com VIH.	Intervenções contra o stress, enfrentamento, doença crónica, espiritualidade	Este artigo resume uma análise histórica de vários temas. A espiritualidade foi determinada como um tema comum.
Vincent, D. (2009)	O objetivo deste artigo é apresentar os resultados da mudança de estilo de vida de mexicanos americanos que vivem com diabetes tipo 2.	Qualitativo, grupo de discussão	Foi realizado um grupo de discussão com 17 mexicanos-americanos que sofrem de diabetes tipo 2.	Diabetes, stress, ensino de diabéticos, educação, técnicas de aprendizagem	Esta revisão ilustra as lacunas que existem na compreensão do papel do ensino na comunidade diabética mexicana-americana. Um programa de ensino de auto-gestão do diabetes em
					necessário para reduzir a epidemia crescente de diabetes.

Gray, J. (2009)	O autor deste artigo criou diretrizes para o investigador que está a considerar um estudo qualitativo de grupo de discussão.	Qualitativo, grupo de discussão	Este artigo fornece uma visão geral da investigação qualitativa centrada em grupos de discussão que incorpora um vasto leque de ferramentas e diretrizes.	Grupos de discussão, investigação qualitativa	Este artigo forneceu recomendações para a realização de investigação qualitativa, especificamente um grupo de discussão.
Finn, N. A. & Stube, J. E. (2010)	Este estudo utilizou grupos de discussão para identificar o impacto da fadiga em 19 sobreviventes de AVC.	Qualitativo, grupo de discussão	Este artigo analisou 19 sobreviventes de AVC na comunidade para explorar o impacto da fadiga.	Grupos de discussão, investigação qualitativa, fadiga	Este estudo forneceu intervenções que os sobreviventes pós-AVC utilizaram para reduzir a fadiga, tais como exercício e dispositivos de assistência.
Hamilton, J. B., Moore, C. E., Powe, B. D., Agarwai, M., & Martin, P. (2010)	Este artigo explorou a perceção das necessidades de apoio social dos doentes adultos afro-americanos sobreviventes de cancro.	Qualitativo, grupo de discussão	Foi utilizada uma amostra de 22 adultos afro-americanos sobreviventes de cancro para identificar as necessidades de apoio social.	Julgamento clínico, apoio social, grupos de discussão	Os dados obtidos nas entrevistas dos grupos de discussão sugerem que os factores de identificação precoce contribuem para resultados positivos entre os doentes afro-americanos sobreviventes de cancro.
Coffman, M. J., Shobe, M. A., & O'Connell, B. (2008)	Este estudo explorou a forma como os imigrantes latinos obtêm e utilizam medicamentos sujeitos a receita médica sem cuidados médicos.	Qualitativo, grupo de discussão	Foram realizados três grupos de discussão com 19 imigrantes latinos adultos, recém-residentes nos Estados Unidos.	Grupos de discussão, imigrantes, barreiras aos cuidados de saúde	Os resultados mostraram que os imigrantes latinos enfrentavam barreiras significativas na avaliação dos cuidados de saúde formais. Os enfermeiros devem educar continuamente os imigrantes sobre a importância de práticas de medicação corretas.

Dodd, V., Glassman, T., Arthur, A., Webb, M., & Miller, M. (2010)	Os autores deste estudo exploraram as razões pelas quais os jovens menores de idade se envolvem em consumo de álcool de alto risco e examinaram as pistas motivacionais que serviram de dissuasores.	Qualitativo, grupo de discussão	Os autores estruturaram grupos de discussão com estudantes universitários menores de idade. Todos os participantes referiram ter bebido cinco ou mais bebidas num único momento.	Grupos de discussão, apoio social, ansiedade, stress, pistas, influência dos pares, motivação dos alunos	Este artigo foi realizado com o objetivo de abordar o consumo de álcool por menores entre os estudantes universitários. Os estudantes referiram que as influências negativas, como o embaraço e os problemas de relacionamento, superavam as influências positivas. Os resultados indicam que são necessárias intervenções para dissuadir os estudantes menores de idade de beber.
McCloskey , S. & Taggert, L. (2010)	Este estudo explorou as experiências de stress dos enfermeiros que prestam cuidados paliativos a crianças no Reino Unido.	Qualitativo, grupo de discussão	Realizaram-se quatro grupos de discussão com enfermeiros de hospícios para crianças, enfermeiros comunitários para crianças e enfermeiros especialistas em crianças.	Educação em enfermagem , segurança, segurança do doente, stress, ansiedade	Os autores encontraram quatro temas comuns que emergiram: exigências do trabalho, relações, manutenção do controlo e apoio e relações. Os resultados mostraram que os indivíduos e as organizações desempenham um papel fundamental na redução do stress nos prestadores de cuidados de enfermagem.

Henneman, E. A., Gawlinki, A., Blank, F. S., Henneman, P. L., Jordan, D., & McKenzie, J. B. (2010)	O objetivo deste estudo foi descrever as estratégias relacionadas com os erros utilizadas pelos enfermeiros de cuidados intensivos.	Qualitativo, grupos de discussão	Este estudo analisou 20 enfermeiros de 5 unidades de cuidados intensivos. As análises dos grupos de discussão ilustraram que os enfermeiros utilizaram várias estratégias para identificar, interromper e corrigir erros médicos.	Educação em enfermagem, enfermeiros, estratégias de prevenção de erros, grupos de discussão	Este estudo sugere que os enfermeiros desempenham um papel importante na redução dos erros médicos e na otimização da segurança dos doentes.

Steele, R. G., Wu, Y. P., Jensen, C. D., Pankey, S., Davis, A. M., & Aylward, B. S. (2011)	O objetivo deste estudo era explorar as barreiras sentidas pelos enfermeiros das escolas na abordagem dos problemas de saúde relacionados com o peso.	Qualitativo, grupos de discussão	Este estudo utilizou grupos de discussão para explorar as percepções de 22 enfermeiros escolares sobre as barreiras existentes. Os enfermeiros identificaram a falta de formação, as lutas pessoais contra o peso e a falta de apoio administrativo como obstáculos à discussão do peso com os alunos e os pais.	Grupos de discussão, enfermeiros escolares, barreiras, comunicação, dinâmica familiar	Os resultados ilustraram uma infinidade de intervenções que poderiam ser implementadas para melhorar as barreiras de comunicação entre enfermeiros e estudantes.

REFERÊNCIAS

Associação Americana de Faculdades de Enfermagem. (2004). Declaração de posição. Recuperado de: http://www.aacn.nche.edu/dnp/position-statement

Associação Americana de Faculdades de Enfermagem (AACN). (2006). Os fundamentos da formação doutoral para a prática avançada de enfermagem. Retirado de http://www.aacn.nche.edu/dnp/Essentials.pdf

Associação Americana de Enfermeiros Anestesistas (AANA). (2004). Sobre a saúde e o bem-estar da AANA. Recuperado de http://www.aana.com/resources2/health-wellness/Pages/About-AANA-Health-and-Wellness.aspx

Butts, J. B., & Rich, K. L. (2011). *Filosofias e teorias para a prática avançada de enfermagem.* Sudberry, MA: Jones & Bartlett Learning.

Cavagnaro, M. A. (1983). A comparison study of factors as they affect CRNAs. *Journal of the American Association of Nurse Anesthetists, 51*(3), 290-294. Recuperado de https://www.aana.com/newsandjournal/Documents/ comparison_0683_p290.pdf

Chipas, A., Cordrey, D., Floyd, D., Grubbs, L., Miller, S., & Tyre, B. (2012). Stress: Percepções, manifestações e mecanismos de enfrentamento de estudantes de enfermagem anestesista. *Associação Americana de Enfermeiros Anestesistas, 80*(4), 49-55. Obtido em http://www.aana.com/newsandjournal/Documents/stress-perc-mani-cop-mech-srnas-0812-pS49-S55.pdf

Chipas, A., & McKenna, D. (2011). Stress e burnout em enfermeiros de anestesia. *AANA Journal, 79*(2), 122-128. Recuperado de http://www.aana.com/newsandjournal/ Documents/stress_0411_p122-128.pdf

Chism, L. A. (2013). *The doctor of nursing practice.* Burlington, MA: Jones & Bartlett Learning.

Coffman, M. J. Shobe, M. A., O'Connell, B. (2008). Práticas de auto-prescrição em imigrantes latinos recentes. *Enfermagem de Saúde Pública, 25*(3), 203-211.

Cohen, S., Janicki-Deverts, D., & Miller, G. E. (2007). Stress psicológico e doença. *Associação Médica Americana, 298*(14), 1685-1687. Obtido em http://sites.northwestern.edu/foundationsofhealth/files/2013/03/07-JAMA-Psychological-stress-disease.pdf

Cohen, S., Kamarck, T., & Mermelstein, R. (1983). A global measure of perceived stress. *Journal of Health and Social Behavior, 24*(4), 385-396.

Cohen, S. & Williamson, G. (1988). Perceived stress in a probability sample of the United States. Em S. Spacapam & S. Oskamp (Eds.), *The social psychology of health* (pp. 31-67). Newbury Pare, CA: Sage.

Daniel, W. W. (2009). *Biostatistics: A foundation for analysis in the health sciences,* (9th ed.). Estados Unidos: Wiley.

Dodd, V., Glassman, T., Arthur, A., Webb, M., & Miller, M. (2010). Porque é que os estudantes universitários menores de idade bebem em excesso: Qualitative research findings. *American Journal of Health Education, 41*(2), 93-101.

Dreifuerst, K. T. (2009). Os elementos essenciais do debriefing na aprendizagem da simulação: Uma análise concetual. *Perspectivas da Educação em Enfermagem, 30*(2), 109-114. Recuperado de http://tulane.edu/som/sim/faculty/upload/debriefing-article.pdf

Finn, N. A., & Stube, J. E. (2010). Fadiga pós-AVC: Qualitative study of three focus groups. *Occupational Therapy International, 17*(2), 81-91.

Gill, R. M., & Loh, J. M. (2010). The role of optimism in health-promoting behaviors in new primiparous mothers (O papel do otimismo nos comportamentos de promoção da saúde em novas mães primíparas). *Investigação em Enfermagem, 59*(5), 348-355.

Gray, J. (2009). Salas, registos e responsabilidades: A logística dos grupos de discussão. *Southern Online Journal of Nursing Research, 9*(1), 1-8. Recuperado de http://www.resourcenter.net/images/snrs/files/sojnr_articles2/Vol09Num01Art05. html

Sessão de queixas. (n.d.). *The Dictionary of American Slang (Dicionário de Gíria Americana)*. Recuperado de http://dictionary.reference.com/browse/gripesession
Grove, S. K., Burns, N., & Gray, J. R. (2013). *A prática da pesquisa em enfermagem: avaliação, síntese e geração de evidências* (7 th ed.). St. Louis: W. B. Saunders.
Hamilton, J. B., Moore, C. E., Powe, B. D., Agarwai, M., & Martin, P. (2010). Percepções de apoio entre os sobreviventes de cancro afro-americanos mais velhos. *Oncology Nurse Forum, 37*(4), 484-493.
Hatch, J. A. (2002). Doing qualitative research in education settings. Albany, NY: State University of New York Press.
Henneman, E. A., Gawlinski, A., Blank, F. S., Henneman, P. L., Jordan, D., & McKenzie, J. B. (2010). Estratégias usadas por enfermeiros de cuidados críticos para identificar, interromper e corrigir erros médicos. *American Journal of Critical Care, 19*(6), 500-509.
Instituto de Medicina (IOM). (2001). *Crossing the Quality Chasm: A new health system in the 21st century*. Washington, DC: The National Academic Press. Obtido em http://iom.edu/~/media/Files/Report%20Files/2001/Crossing-the-Quality-Chasm/Quality%20Chasm%202001%20%20report%20brief.pdf
OIM. (2010). *O Futuro da Enfermagem: Focus on Education*. Washington, DC: The National Academic Press. Retrieved from http://www.iom.edu/Reports/2010/The-Future-of-Nursing-Leading-Change-Advancing-Health.aspx
Instituto de Medicina (IOM). (1999). *To err is human: Building a safer health system (Errar é humano: Construindo um sistema de saúde mais seguro)*. Washington, DC: The National Academic Press.
Kless, J. R. (1989). Utilização de um grupo de apoio a estudantes para reduzir o stress dos estudantes num programa de enfermagem de anestesia. *Journal of the American Association of Nurse Anesthetists, 57*(1), 75-77. Recuperado de http://www.aana.com/newsandjournal/Documents/ student_support_gorup_0289_p075.pdf
Krantz, D. S., Whittaker, K. S., & Sheps, D. S. (2011). Fatores de risco psicossociais para doença arterial coronariana: Pathophysiologic mechanism. Em *Heart and Mind: Evolution of Cardiac Psychology*. Washington, DC.
Lazarus, R. S., & Eriksen, C. W. (1952). Effects of failure stress upon skilled performance. *Journal of Experimental Psychology, 43*(2), 100-105.
Lazarus, R. S., & Folkman, S. (1984). *Stress, appraisal, and coping*. New York: Springer.
Lees, S., & Ellis, N. (1990). A conceção de um programa de gestão do stress para pessoal de enfermagem. *Journal of Advanced Nursing, 15*(8), 946-961.
LoBiondo-Wood, G., & Haber, J. (2010). Investigação em enfermagem: Methods and critical appraisal for evidence based practice (7th ed.). St. Louis, MO: Mosby-Elsevier.
Makrides, L., Veinot, P., Richard, J., McKee, E., & Gallivan, T. (1998). A cardiovascular health needs assessment of university students living in residence (Uma avaliação das necessidades de saúde cardiovascular dos estudantes universitários que vivem em residências). *Jornal Canadiano de Saúde Pública. Revue Canadienne de Sante Publique, 89*(3), 171-175.
McCloskey, S., & Taggert, L. (2010). How much compassion have I left? An exploration of occupational stress among children's palliative care nurses. *International Journal ofPalliative Care, 16*(5), 233-240.
McDonough, J. P. (1990). Personalidade, adição e anestesia. *AANA Journal, 58*(3), 193-200.
Neuman, B. (1995). *O modelo de sistemas de Neuman* (3rd ed.). Norwalk, CT: Appleton & Lange.
Perez, E. C., & Perez, I. C. (1999). Um estudo nacional: Perceção de stress por

estudantes de enfermagem de anestesia. *Journal of the American Association of Nurse Anesthesia, 67*(1), 79-86. Recuperado de http://www.aana.com/newsandjournal/documents/ nationalstudy_0299_p79-86.pdf
Phillips, J. K. (2010). Exploring student nurse anesthetist stressors and coping using grounded theory methodology (Explorando estressores e enfrentamento de estudantes de enfermagem anestesista usando a metodologia da teoria fundamentada). *AANA Journal, 78*(6), 474-482. Recuperado de https://aanadc.com/newsandjournal/Documents/exploringstudent_1210_p474- 482.pdf
QSR Internacional. (2014). O que é a investigação qualitativa? Obtido em http://www.qsrinternational.com/what-is-qualitative-research.aspx
Sandover, S., Jonas-Dwyer, D., & Marr, T. (2015). Abordagens de estudo, níveis de stress e formas de lidar com os estudantes de medicina: um estudo longitudinal de cinco anos. *BMC Medical Education, 155*. doi:10.1186/s12909-015-0284- 7
Savtchouk, I., & Liu, S. J. (2011). A remodelação do subtipo de recetor AMPA sináptico altera a probabilidade e o padrão de disparo do potencial de ação. *Journal of Neuroscience, 31*(2), 501-510.
Selye H. (1936). Uma síndrome produzida por diversos agentes nocivos. *Nature, 138*, 32.
Obtido em http://www.sfn.org/~/media/SfN/Documents/ClassicPapers/ Stress/selye.ashx
Selye, H. (1950). Stress e a síndrome de adaptação geral. *British Medical Journal, 1*(4667), 1383-1392. Obtido em http://www.ncbi.nlm.nih.gov/pmc/articles/ PMC2038162/pdf/brmedj03603-0003.pdf
Steele, R. G., Wu, Y. P., Jensen, C. D., Pankey, S., Davis, A. M., & Aylward, B. S. (2011). Barreiras percebidas pelos enfermeiros escolares para discutir o peso com as crianças e suas famílias: Uma abordagem qualitativa. *Journal of School Health, 81*(3), 128-137.
Terry, A, J. (2012). *Investigação clínica para o médico da prática de enfermagem*. Sudbury, MA: Jones & Bartlett Learning.
Tuck, I., & Thinganjana, W. (2007). An exploration of the meaning of spirituality voiced by persons living with HIV disease and health adults. *Issues in Mental Health Nursing, 28*(2), 151-166.
U. Departamento de Saúde e Serviços Humanos dos EUA. (1999). Stress at work. *Publicações NIOSH 99*(101), 1-20. Recuperado de http://www.cdc.gov/niosh/docs/99-101/
Vincent, D. (2009). Culturally tailored education to promote lifestyle change in Mexican Americans with type 2 diabetes. *Journal of the American Academy of Nurse Practitioners, 21*(9), 520-527.
Waltz, C. F., Strickland, O. L., & Lenz, E. R. (2010). *Measurement in nursing and health research* (4th ed.). Nova Iorque, NY: Springer.
Whetsell, M. V., Gonzalez, Y. M., & Moreno-Fergusson, M. E. (2011). Capítulo 18: Modelos e teorias centrados numa abordagem sistémica. Em J. B. Butts & K. L. Rich (Eds.), *Philosophies and theories for advanced nursing practice,* (pp. 413-443). Sudbury, MA: Jones & Bartlett Learning.
Wildgust, B. M. (1986). Stress no estudante de anestesia. *Journal of the Association of Nurse Anesthetists, 54*(3), 272-278. Recuperado de http://www.aana.com/newsandjournal/Documents/education_feature_0686_p272. pdf
Yerkes, R. M., & Dodson, J. D. (1908). The relation of strength of stimulus to rapidity of habit-formation (A relação entre a força do estímulo e a rapidez da formação de hábitos). *Journal of Comparative Neurology and Psychology, 18*, 459482.

MIX
Papier aus verantwortungsvollen Quellen
Paper from responsible sources
FSC® C105338

Printed by Books on Demand GmbH, Norderstedt / Germany